AF378134

BIOLOGIE
DE LA MÉMOIRE

GEORGES CHAPOUTHIER

BIOLOGIE DE LA MÉMOIRE

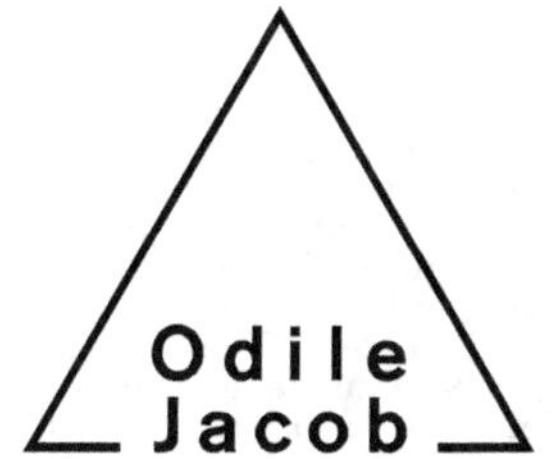

Ce livre est dédié à la mémoire de Georges et Alberte Ungar. Parce qu'il m'a chaleureusement accueilli dans son laboratoire, à Houston, pour m'apprendre la biochimie de la mémoire. Parce que, à cette occasion, elle m'a maternellement aidé à assurer mon existence quotidienne dans cet univers nouveau et assez inattendu pour un jeune Français. À tous les deux enfin, parce qu'ils m'ont initié aux merveilles et aux surprises de *l'American way of life*.

AVANT-PROPOS

Pendant plus de quarante ans, j'ai travaillé sur deux fonctions particulièrement importantes pour les animaux et pour l'homme : la mémoire et l'anxiété.

Je l'ai fait, principalement, à la demande des contribuables français qui, par l'intermédiaire du Centre national de la recherche scientifique (CNRS), de l'École normale supérieure ou du ministère des Armées, donc finalement de l'État, m'ont payé, convenablement mais sans excès, pendant toutes ces années, pour effectuer tous mes travaux. Une partie plus restreinte de cette recherche a été faite, il est vrai, au nom des contribuables américains, lors du séjour postdoctoral que j'ai effectué dans le laboratoire du regretté Georges Ungar à Houston, au Texas. À tous ces généreux donateurs, que je remercie chaleureusement, il me paraît évident que je dois des comptes.

Certes, j'ai rempli mes contrats successifs en publiant régulièrement mes travaux, comme cela m'était demandé, dans des revues scientifiques honorables, mais je suis de ceux qui pensent que les chercheurs ont aussi un devoir de communication vis-à-vis du grand public qui les emploie. Je pense qu'ils ne doivent pas se contenter de rendre compte à leurs pairs, au sein même de la communauté scientifique, mais qu'ils ont un devoir de communication et de valorisation des connaissances, à l'égard de leurs généreux mécènes que sont les contribuables. C'est une des raisons d'être du présent ouvrage.

Une autre raison en découle. En voulant communiquer des résultats au grand public, on est obligé de réfléchir sur leurs raisons d'être et sur leurs conséquences. Un article purement scientifique peut rester obscur, illisible pour le non-spécialiste, tout en menant au septième ciel, par son hermétisme même, les spécialistes du domaine considéré. Même dans un domaine difficile, un ouvrage de vulgarisation, au contraire, se doit, dans la mesure du possible, d'être clair et didactique. Il s'ensuit qu'il est amené à poser les problèmes méthodologiques, épistémologiques ou moraux qui découlent de la problématique scientifique, ce que le chercheur n'a que rarement l'occasion de faire dans son activité scientifique quotidienne. Ainsi formulée, la vulgarisation scientifique ouvre nécessairement sur une forme de réflexion dont le philosophe que je suis devenu ne voulait surtout pas se priver.

Il faut enfin ajouter que le présent ouvrage s'adressant principalement à un public francophone, ou encore, comme je l'évoquais plus haut, à un public de « contribuables » francophones, j'ai privilégié, dans un certain nombre des exemples choisis, les travaux de chercheurs français. Ce qui ne devrait nullement diminuer la généralité de mon texte dans la mesure où, bien entendu, ces travaux s'insèrent dans une recherche mondiale qui est aussi largement abordée dans l'ouvrage, et où la France, il faut le souligner, a justement brillé, dans ce domaine des neurosciences, à la fois par la qualité et par la quantité de ses contributions internationales.

Je voudrais, bien sûr, remercier ici tous ceux qui, d'une manière ou d'une autre, m'ont permis d'accomplir mes travaux ou m'ont accompagné lors de cette promenade scientifique de quarante années autour de la mémoire et de l'anxiété, et particulièrement : Tatiana Alexinsky, Françoise Anglade, Vincent Bloch, Rémy Chauvin, Yves Christen, Yan Clément, Charles Cohen-Salmon, Jean Derégnaucourt, Carole Desforges, Pascale-Valérie Guillot, Roland Jouvent, Missia Jousselin-Hosaja, Pierre Karli, Marcel Klein, Jean-Marie Launay, Jean-Pierre Lecanuet, Ève Lepicard, Benoît Martin, Claude Milhaud, Robert Naquet, Lia Prado de Carvalho, Marie-José Raffalli-Sébille, Philippe Ropartz, Jean Rossier, Pierre Roubertoux, Anne Sophie Rössler, Alberte Ungar, Georges Ungar, Arielle Ungerer et Patrice Venault. Que tous ceux que je ne puis citer faute de place trouvent aussi le témoignage de ma gratitude et la trace de leurs efforts.

Enfin, je voudrais rendre un hommage particulier à ceux qui m'ont aidé dans le travail de rédaction du présent ouvrage : Robert Jaffard, Roland Jouvent, Agnès Mingot, Gilles Rautureau, Pierre Roubertoux et Patrice Venault.

INTRODUCTION

L'espèce humaine est le fruit d'une très longue évolution, biologique certes, mais auparavant cosmique et minérale[1]. Si l'on en croit la théorie de l'univers issue du modèle dit du « Big Bang », les hommes que nous sommes, vous et moi, sont enfants des animaux et petits-enfants des étoiles. Ainsi, Jean-Pierre Luminet[2] a écrit superbement : « Nous sommes donc faits de poussières d'étoiles, puisque tous les éléments qui nous composent (à l'exception de l'hydrogène) ont été formés dans des étoiles disparues depuis plus de 5 milliards d'années. » Par des chemins qu'il n'y a pas lieu de décrire ici[3], cette évolution de l'univers a fait apparaître localement, sur Terre, des êtres particulièrement complexes : les animaux dits « supérieurs » et l'être humain.

Mais, pour être efficaces, ces êtres particulièrement complexes ont besoin de systèmes raffinés de contrôle et de guidage. D'où l'apparition, à partir de seuils de complexité dans l'évolution biologique, de mécanismes prénerveux, puis de cerveaux de plus en plus performants.

Parmi les fonctions de ces mécanismes puis de ces cerveaux, il en est une essentielle qui, au fur et à mesure de son développement, facilite grandement les interactions de ces êtres complexes avec leur environnement, qui améliore leur recherche de nourriture ou de partenaires sexuels, ou au contraire permet leur orientation pour échapper à des perturbations climatiques ou à des prédateurs. Cette fonction essentielle, c'est la mémoire et c'est d'elle que je voudrais parler ici.

Bien entendu, elle atteint, dans notre espèce, des capacités phénoménales. Mais, comme tous les processus biologiques, elle est aussi le fruit de l'évolution de nos ancêtres animaux. En fait, il faut tout de suite dire que le terme « mémoire » peut être compris de deux manières. Selon un sens restreint, la mémoire est la faculté qu'ont certains êtres vivants, essentiellement les animaux pourvus d'un système nerveux, de mettre en réserve des connaissances ou des informations sur le monde qui les entoure, leur permettant de modifier leur comportement ultérieur. Selon un sens plus large, voire métaphorique, qu'il ne faut cependant pas oublier, ne serait-ce qu'en souvenir de nos ancêtres minéraux, la mémoire c'est aussi toute trace laissée sur des parties du monde par un événement qu'elles ont subi. Comme le formule, par exemple, le géologue Patrick De Wever[4] : « Le passage du temps ne s'inscrit pas seulement dans la mémoire des êtres dotés de la conscience du temps. Ici une vague a laissé son empreinte sur une plage desséchée bien avant l'époque des dinosaures. Là une violente averse a imprimé ses gouttes dans un terrain datant de 260 millions d'années. Des instants fugaces qui, pourtant, traversent le temps... » Pour les composants minéraux du monde, comme ces

« mémoires » géologiques que mentionne De Wever, on parlera souvent de « traces », de « résidus » ou de « fossiles ». Pour les composants organiques du monde que sont les êtres vivants, on parlera de « mémoire génétique », de « mémoire cytoplasmique » ou de « mémoire immunologique ». Il faut enfin mentionner les « mémoires artificielles », créées par la technologie humaine, et sur lesquelles je serai amené à revenir. Elles s'appellent, on le sait, « livres », « bibliothèques », « archives sonores », « films », etc., et plus récemment « mémoires d'ordinateurs ».

C'est de la mémoire dans son sens restreint, de la mémoire animale liée à la modification du comportement, qu'il sera principalement question dans cet ouvrage, mais il n'est pas interdit de garder présent à l'esprit le sens large, qui réintègre la mémoire biologique dans une histoire cosmique vertigineuse dont elle est issue.

Chapitre premier

QU'EST-CE QUE LA MÉMOIRE ?
UN RETOUR SUR L'HISTOIRE

Arrêtons-nous d'abord un instant sur un phénomène que nous croyons connaître parce que nous en avons une expérience personnelle, subjective : notre propre mémoire, à nous êtres humains.

Notre mémoire est sans doute l'une des fonctions les plus importantes pour notre vie. C'est grâce à elle que nous nous rappelons qui nous sommes, quels sont nos proches, où nous habitons ou quelles sont nos occupations quotidiennes. C'est grâce à elle que nous nous souvenons des langues que nous parlons, des chansons qui nous bercent, de la façon dont il faut conduire notre voiture ou allumer le gaz. Pour toutes ces raisons, notre mémoire nous donne un passé de souvenirs et un présent d'aptitudes qui nous permettent de maîtriser la vie de tous les jours. Elle nous propose aussi un futur, construit sur ce que nous avons appris être le déroulement du monde et notre façon de nous y insérer. Dès qu'apparaissent des troubles graves de la mémoire, comme c'est le cas dans certaines pathologies, dont la plus connue est la maladie d'Alzheimer, la vie de l'individu atteint devient très difficile, voire impossible, sans une aide constante de ses proches.

Dans notre vécu psychologique, la mémoire c'est donc d'abord une aptitude humaine : la capacité d'avoir des « souvenirs ». Mais l'un des plus importants apports scientifiques a été de montrer que la mémoire ne se résume justement pas à ce vécu subjectif. Comme le formule Serge Nicolas : « La mémoire n'est pas réductible au souvenir… (il faut) étendre l'acception courante du mot qui la limite le plus souvent à son expression consciente [1]. » On peut en fait distinguer une mémoire consciente, qui est celle qui vient d'être évoquée (et qu'on nomme souvent « mémoire explicite ») et une ou des mémoires inconscientes (ou « implicites »). La première, la mémoire explicite, est un état de conscience se rapportant à notre passé, lié bien sûr à notre personnalité, lié à la capacité que nous avons de reconnaître ces éléments du passé comme des éléments de *notre* passé. Ce qui fait dire à Serge Nicolas : « Tout souvenir est un fragment de vie personnelle [2] » et : « Il n'y a pas de souvenir en dehors de cette expérience intime, de ce sentiment de déjà-vu [3]. »

La seconde, la mémoire implicite, a surtout été analysée ces derniers siècles, lorsque l'étude de la mémoire a pris un tour plus expérimental. Serge Nicolas donne, comme exemple caractéristique, la mémoire de la dactylographie : son « amélioration n'est absolument pas due à ma connaissance consciente de la localisation des lettres individuelles sur le clavier [4] ». À ces processus de mémoire implicite, on peut aussi rattacher les « pseudo-plagiats », où des auteurs reproduisent inconsciemment, et donc involontairement, des extraits d'œuvres qu'ils ont lues. Dans le domaine des conduites affectives, les exemples de mémoire implicite sont encore plus nombreux. Ces mémoires peuvent faire suite à des perturbations émotionnelles sévères ou à des maladies psychologiques. Comme le rappelle Serge Nicolas, « la découverte psychanalytique se présente (…) comme la révélation de l'existence d'une mémoire enfouie dont les contenus ignorés sont cependant agissants, et responsables de troubles jusqu'alors inexpliqués [5] ». Il s'agit évidemment ici du refoulement dans l'inconscient, cher à Freud et à ses successeurs. Mais de nombreux auteurs, tels que, au début du XXe siècle, le psychologue Pierre Janet, se sont penchés sur ces phénomènes de mémoire implicite.

Un autre retour à l'histoire s'impose ici. Celui qui fait référence à l'œuvre pionnière de Théodule Ribot. Relativement oublié aujourd'hui, cet auteur fut l'un des fondateurs de l'étude scientifique des phénomènes de mémoire. Son livre *La Mémoire et ses maladies* (1881), qui a fait récemment l'objet d'une réédition commentée par Serge Nicolas [6], constitue une approche originale et objective des « faits de mémoire ». Pour Ribot, qui s'inspire du philosophe évolutionniste anglais Herbert Spencer, il existe une hiérarchie des formes de la mémoire. Cette hiérarchie, qui existe chez l'homme, doit son origine à l'évolution des espèces dont l'homme est issu. La mémoire consciente n'est donc que le sommet d'un iceberg dont les bases cachées sont les mémoires implicites. Si l'on assimile cette mémoire consciente à la mémoire « psychologique », on peut donc affirmer, avec Ribot, que « la mémoire est, par essence, un fait biologique ; par accident, un fait psychologique [7] ».

Ces thèses révolutionnaires ont plusieurs conséquences. D'une part, elles légitiment la recherche de traces biologiques de la mémoire (ou des mémoires) dans le système nerveux, des traces qu'on appellera « traces mnésiques » ou « engrammes » et qui constituent le support matériel des mémoires. Elles suggèrent, d'autre part, que, si la mémoire est un phénomène évolutif, la mémoire explicite humaine n'en constitue qu'un aboutissement particulier et que de nombreux phénomènes de mémoire peuvent exister chez les animaux, y compris les animaux très peu élevés dans l'échelle zoologique et dépourvus de « conscience ».

Ici, ainsi que dans la plupart des autres domaines de la biologie, l'espèce humaine prend ses racines dans l'animalité. Elle trouve l'origine de sa mémoire dans ses ancêtres animaux au cours de l'évolution des espèces. Nous aurons l'occasion d'y revenir à plusieurs reprises.

Enfin, comme, d'une certaine manière, l'individu en devenir passe, durant sa vie embryonnaire, par certaines étapes qui rappellent les étapes évolutives par lesquelles sont passés, au cours de l'évolution, ses ancêtres animaux, on ne sera pas surpris non plus que ces racines animales de la mémoire puissent être retrouvées chez l'embryon. C'est un domaine encore très mal connu, mais on dispose aujourd'hui d'arguments scientifiques incontestables qui montrent que des mémoires peuvent se former chez les fœtus des mammifères et persister un certain temps après la naissance [8]. C'est un point important, sur lequel nous ne reviendrons pas, mais qu'il fallait mentionner pour rappeler que, s'agissant de la mémoire comme de beaucoup d'autres fonctions, nos racines animales se prolongent dans nos origines embryonnaires.

Mémoire et conscience

De notre point de départ subjectif, ou anthropo-centré, que constituait la mémoire des êtres humains, nous sommes donc amenés à passer insensiblement à la mémoire des (autres) animaux. Selon leur niveau évolutif, ceux-ci, on l'imagine bien, sont plus ou moins conscients. Contrairement à ce qu'avaient affirmé des philosophes postcartésiens comme Malebranche, qui voulaient voir dans les chiens des automates « aveugles », comparables à des horloges, on imagine sans difficulté de nos jours qu'un chimpanzé ou un chien manifestent une forme de conscience. Mais on conçoit aussi qu'il s'agit sans doute là d'une conscience très différente de ce que peut offrir l'huître ou la moule !

Il demeure qu'il n'est pas simple de définir ce qu'est la conscience et comment elle se manifeste ailleurs que chez l'homme. Parmi les tentatives qui ont fleuri sur cette question, l'une des meilleures approches est sans doute celle de la philosophe Joëlle Proust[9]. Bien que la question de la conscience chez les animaux ne soit pas au centre de la classification des mémoires qu'on verra plus loin, il semble utile d'en donner un aperçu permettant de montrer que, ici aussi, une conception évolutive, d'inspiration darwinienne, est très utile.

Pour simplifier, Joëlle Proust oppose deux formes de conscience : la « conscience d'accès » et la « conscience phénoménale ». La « conscience d'accès » « renvoie à la capacité d'utiliser des représentations[10] », donc à avoir une certaine perception organisée du monde extérieur dans lequel on évolue et de ses mécanismes.

Contrairement aux positions philosophiques « malebran-chées », évoquées il y a un instant, il est clair qu'un chien, par exemple, a une certaine conscience de l'environne-ment dans lequel il évolue. La « conscience phénomé-nale », c'est « l'impression subjective qu'un organisme a quand il est éveillé [11] », cette sorte de témoignage intérieur proche du vécu, la conscience d'être. De façon plus simpliste, la « conscience d'accès » renvoie à la capacité de se représenter le monde et la « conscience phénoménale » au vécu personnel. Sans que l'on puisse donner un seuil, il est clair que la « conscience d'accès » est répandue dans le règne animal, sans doute très commune chez les animaux les plus évolués. La « conscience phénoménale » est plus difficile à saisir. Certains auteurs, comme Carru-thers, avaient voulu la limiter à l'espèce humaine, dans un sursaut lui aussi digne de la tradition cartésienne. Proust ne partage pas ce point de vue. Pour elle, les animaux les plus évolués, ceux « qui utilisent leurs représentations de manière flexible et versatile sont capables » de « conscience phénoménale [12] ». Mais il s'agirait d'une « conscience phénoménale » évidemment moins perfor-mante que la « conscience phénoménale » humaine. Et, ici encore, il ne peut être question de donner un seuil, dans l'échelle des animaux, pour l'apparition de la « conscience phénoménale ».

Avec Ribot et ses successeurs, nous admettrons ici, que, comme la conscience, la mémoire est issue de l'évolu-tion des espèces animales. On peut donc distinguer plusieurs types de mémoires, ou plusieurs degrés de mémoires, d'abord implicites et inconscientes, comme c'est sans doute le cas dans une bonne partie du règne animal, puis, chez les animaux les plus évolués et les plus performants, explicites et conscientes, avec toutes les nuances que des philosophes comme Joëlle Proust ont pu introduire dans ces consciences animales. C'est ce que je voudrais aborder un peu plus loin.

Mais avant même de décrire les bases biologiques de la mémoire et des phénomènes qui lui sont liés, il paraît indispensable de décrire succinctement les méthodes par lesquelles on peut étudier expérimentalement tous ces phénomènes et d'aborder les définitions sommaires de ce dont on va parler.

Quelques définitions

Il n'y a pas de définition absolument générale de ce qu'est la mémoire. Les différents termes qui ont trait à la mémoire et aux phénomènes qui lui sont liés n'ont jamais fait l'objet d'un accord entre les utilisateurs, psychologues, médecins, chercheurs en neurosciences ou informaticiens. Nous sommes donc conduits à donner ici des définitions un peu floues, qui ne satisferont pas tous les spécialistes, mais cependant suffisantes pour servir de point de départ à l'exposé qui va suivre. Quatre concepts apparaissent à ce propos d'un intérêt particulier.

L'*apprentissage* peut être grossièrement défini comme le processus par lequel un animal (ou un homme, voire une machine) enregistre des éléments de son environnement qui modifieront son comportement ultérieur. La *mémoire* proprement dite sera alors l'ensemble, le stock de ces éléments enregistrés dans le système nerveux et qui, en psychologie, portent souvent le nom de « souvenirs ». L'existence de la mémoire dans le système nerveux suppose l'existence d'un code, c'est-à-dire un principe général qui fait correspondre aux éléments appris de l'environnement, des éléments particuliers du système nerveux, de la même manière que la « mémoire artificielle » que constitue un livre suppose un code (la langue et l'alphabet) qui fait correspondre aux situations décrites des éléments particuliers du texte.

Il faut encore remarquer que, à ces définitions de l'apprentissage et de la mémoire, on peut en substituer d'autres, équivalentes, qui ont le mérite d'offrir une base de comparaison des performances des animaux avec celles des ordinateurs. Il convient alors de remplacer, dans les définitions précédentes, « éléments de l'environnement » par le concept clef de l'informatique, celui d'« information ». Dès lors, l'apprentissage sera le processus par lequel un animal (ou un homme, voire une machine) enregistre des informations qui modifieront son comportement ultérieur. Et la mémoire deviendra donc l'ensemble, le stock de ces informations enregistrées. Nous ne discuterons pas ici la comparaison des capacités de mémoire des ordinateurs avec celles des animaux et de l'homme, même si cette question, qui pose celle des différences qui peuvent exister entre un organisme vivant et une machine à traiter des informations, ne manque pas d'intérêt et a pu faire l'objet d'autres travaux [13].

À ces deux concepts d'apprentissage et de mémoire, qui vont revenir fréquemment au fil des pages de cet ouvrage, il faut en ajouter deux autres, beaucoup moins bien connus sur le plan biologique mais dont l'importance reste cependant considérable : l'oubli et le rappel. L'*oubli* réside dans le fait que l'information enregistrée devient, avec le temps, de moins en moins capable de provoquer un comportement donné. On ignore à peu près tout du déterminisme biologique de l'oubli au point qu'on est dans l'incapacité de dire aujourd'hui s'il résulte d'un « effacement » des informations, d'un « masquage » (les informations restent présentes dans le cerveau, mais ne parviennent plus à la conscience) ou l'un *et* l'autre de ces deux phénomènes.

Le *rappel*, c'est justement le retour à la conscience des informations à un moment opportun. Et si l'on parle d'animaux ou de machines, chez qui la notion même de « conscience » est discutée, on dira alors que le rappel c'est le retour des informations vers des modalités capables d'exécuter les actions ou les comportements. L'exemple le plus célèbre en est fourni par la petite madeleine de Proust : le goût de la petite madeleine fait resurgir dans la conscience de l'écrivain une époque qu'il avait « oubliée ». La petite madeleine correspond à ce qu'on appelle techniquement un *indice de rappel*. Les recherches modernes ont permis de montrer que de tels indices de rappel jouaient un rôle essentiel dans la remémoration des informations acquises. Ces indices de rappel peuvent être purement extérieurs et issus de l'environnement, comme la petite madeleine de Proust ; ils peuvent aussi être intérieurs au cerveau et l'on peut se poser la question de savoir si une large part de notre éducation ne consiste pas justement dans la formation de « bons » indices de rappel, ceux qui, le cas échéant, nous permettront de rappeler à notre conscience les éléments pertinents pour la construction des phrases d'une langue ou la démonstration d'un théorème mathématique. Chez l'animal, tout un courant de recherche inspiré par les travaux de Norman E. Spear[14] aux États-Unis, et dont l'une des meilleures équipes françaises est animée par Pascale Gisquet-Verrier à Orsay, vise à analyser le rôle précis de ces indices de rappel ainsi que les mécanismes qui les sous-tendent dans le cerveau [15].

On verra plus loin que les phénomènes qui touchent à la mémoire, y compris chez l'animal, sont en fait plus complexes et notamment qu'on peut distinguer différents types de mémoires, mais les quelques définitions que l'on vient de donner ici permettent pour l'instant d'entamer la description des phénomènes mnésiques et de conserver, tout au long de l'ouvrage, une idée des concepts dont il va être question.

*Les techniques de conditionnement
et leurs limites*

Pour étudier l'apprentissage et la mémoire, les techniques les plus largement utilisées sont celles dites de « conditionnement », où l'acquisition d'une réponse par un animal et les facteurs qui influent sur cette réponse sont rigoureusement contrôlés par l'expérimentateur. Il existe deux types de conditionnements : le conditionnement classique, découvert par Pavlov et développé par l'École russe, et le conditionnement instrumental, mis au point par Skinner et largement utilisé par l'École américaine. Nous décrirons successivement ces deux techniques.

Le principe des conditionnements pavloviens est très connu. L'expérimentateur propose de la nourriture à un chien : celui-ci salive. Il s'agit d'une réponse automatique, réflexe, produite par la nourriture qui prend le nom de

« stimulus inconditionnel ». Si l'on répète plusieurs fois l'opération et que, à chaque présentation de nourriture, on associe un stimulus primitivement neutre – par exemple, le bruit d'un métronome – le chien se mettra finalement à saliver à l'apparition du stimulus primitivement neutre. Dans notre exemple, le chien salivera dès qu'il entendra le bruit du métronome. Ce dernier stimulus sera donc devenu un « stimulus conditionnel » capable de produire la réponse.

Ce stimulus conditionnel, le bruit du métronome, qui a été associé à la salivation, peut à son tour jouer, en l'absence de toute nourriture, le rôle de stimulus inconditionnel vis-à-vis d'un nouveau stimulus neutre (par exemple le son d'un violon), pour lequel il amènera la salivation. Il s'agit alors de ce qu'on appelle un « conditionnement secondaire ». Ainsi dans notre exemple, le chien apprendra à saliver au son du violon parce que celui-ci a été associé plusieurs fois au bruit du métronome.

Les élèves tendent souvent à pousser à l'extrême, voire à caricaturer, la pensée de leur maître. Certains disciples de Pavlov, comme Bechterew, ont ainsi imaginé que tout apprentissage – y compris chez des êtres à la pensée aussi complexe que l'homme – ne serait finalement que le jeu de conditionnements successifs « emboîtés » les uns dans les autres, les stimuli conditionnels devenant stimuli inconditionnels pour de nouveaux stimuli neutres, et ainsi de suite à l'infini. Selon ces auteurs, tout l'édifice de la personnalité la plus complexe ne serait, en quelque sorte, qu'une gigantesque pyramide de conditionnements pavloviens ! Une conception évidemment très rigide et mécaniste dont on verra, un peu plus loin, qu'elle est fausse et qu'il existe, par exemple, de nombreux apprentissages qui n'obéissent pas aux règles rigides des conditionnements.

Venons-en aux conditionnements skinnériens. Dans cette procédure, l'animal doit effectuer une certaine réponse pour obtenir une récompense appelée techniquement « renforcement positif » ou éviter une punition appelée techniquement « renforcement négatif ». La réponse à effectuer peut être variée ; elle peut consister à appuyer sur un levier, parcourir un labyrinthe, changer de compartiment dans une boîte qui en comporte deux, etc. On peut compliquer la tâche. Par exemple, l'animal devra appuyer sur un levier lorsqu'un voyant sera allumé et s'en abstenir lorsque le voyant sera éteint. On peut, de la même manière, apprendre à un animal à tourner dans le bras de droite d'un labyrinthe à deux bras et à éviter celui de gauche.

Si le renforcement négatif, c'est-à-dire la punition (le plus souvent un choc électrique), peut être délivré quel que soit l'état physiologique de l'animal, la recherche du renforcement positif, c'est-à-dire la récompense, est liée à un certain état de « motivation », c'est-à-dire de besoin, du sujet. Si la récompense à obtenir est de la nourriture, la ration quotidienne de l'animal sera souvent préalablement diminuée, afin de « motiver » l'animal à la recherche de nourriture ; si la récompense à obtenir est de la boisson, c'est, de la même manière, la ration d'eau qui sera diminuée. Les deux procédures de conditionnement ont reçu des noms variés. Le tableau suivant fait état des principales équivalences de termes le plus souvent rencontrées :

Conditionnement classique	Conditionnement instrumental
de type 1	de type 2
répondant	opérant
pavlovien	skinnérien

Outre le fait qu'elles ont été mises au point par deux écoles différentes, dont l'une, l'École russe, travaillait beaucoup sur le chien, et l'autre, l'École américaine, avait une prédilection pour le rat blanc, ces deux procédures présentent des différences notables. Alors que, dans le conditionnement classique, la réponse du sujet (salivation) suit (c'est-à-dire lui est postérieure) la présentation du stimulus inconditionnel, dans le conditionnement instrumental, la réponse comportementale précède l'obtention du renforcement (récompense ou punition).

À cette différence s'ajoutent des considérations d'ordre pratique qui font que le conditionnement classique pavlovien s'effectue sur des animaux immobilisés par des sangles et dans des conditions particulièrement artificielles. Dans le conditionnement instrumental skinnérien, l'animal reste beaucoup plus libre de ses mouvements et cette situation est plus facile à manier et – en se gardant de tout excès – plus naturelle que la situation pavlovienne. Pour ces raisons, c'est la procédure instrumentale qui est la plus utilisée aujourd'hui.

Outre ces différences, il restait à se demander si les mécanismes cérébraux mis en jeu par les deux procédures de conditionnement sont ou non identiques, si ce sont ou non les mêmes « mécanismes d'apprentissage » que ces deux techniques de conditionnement permettent d'étudier. La question reste très controversée ; aucun accord ne s'est dégagé à ce propos entre les spécialistes. Certains auteurs ont cherché à montrer que, sur le plan théorique, les deux procédures étaient identiques et que l'on pouvait ramener l'une à l'autre. D'autres auteurs, en revanche, pensent que les deux conditionnements font appel à des mécanismes fondamentalement différents. Cette position est poussée à l'extrême par les cognitivistes. Si Skinner et les skinnériens pensent en effet que le conditionnement instrumental résulte de l'association progressive et automatique entre un stimulus et une réponse comportementale, les cognitivistes estiment que l'animal, en situation d'apprentissage instrumental, doit élaborer une « hypothèse » cognitive qui sera confirmée ou non par la présence du renforcement. Pour les cognitivistes, ce conditionnement n'est donc pas l'association mécanique d'un stimulus et d'une réponse, mais le renforcement d'un schéma cognitif abstrait, préalablement élaboré par l'animal.

À la définition des phénomènes de conditionnement, il faut adjoindre celle des phénomènes qui leur sont liés : généralisation, extinction, discrimination.

Comme le remarque Marc Richelle [16], la *généralisation d'un stimulus* présente l'extension d'une réponse à des stimuli différents, de façon plus ou moins marquée, du stimulus ayant servi à la contrôler au cours du conditionnement. Ainsi, un chien conditionné à saliver pour un certain son, salivera aussi pour des sons de fréquence voisine. Si un même stimulus entraîne des réponses différentes de la réponse initiale, on parlera, au contraire, de *généralisation de la réponse*, ce qui veut dire que d'une réponse relativement spécifique et précise on passe à des réponses plus variées, donc plus générales.

Si une réponse n'est plus renforcée, ou, dans un conditionnement pavlovien, cesse d'être associée au stimulus inconditionnel, le stimulus conditionnel qui la déclenche perd un peu de son efficacité : on parlera alors d'*extinction de la réponse*. Il reste à savoir si une telle disparition expérimentale de la réponse peut ou non être comparée à l'oubli spontané que l'on connaît tous de façon subjective. Des controverses persistent à ce sujet. Plusieurs auteurs, dont Pavlov, pensent que l'extinction suppose les mêmes mécanismes physiologiques que l'acquisition d'un conditionnement. L'extinction d'une réponse serait donc un processus actif et non passif comme l'oubli.

Dans le cas de la généralisation d'un stimulus, si l'on continue à renforcer le stimulus et qu'on ne renforce jamais ceux qui en diffèrent, il peut se produire peu à peu une disparition de l'effet de généralisation aux stimuli non pertinents : c'est le processus de *discrimination* (parfois encore appelé *différenciation*). Par exemple, si le chien, qui a acquis la capacité de saliver à une note particulière du violon, le *la*, généralise à d'autres notes de violon et salive au *ré*, au *mi*… et qu'on lui donne de la viande uniquement lors de l'émission d'un *la* : petit à petit, la salivation du chien va se limiter au *la*, et cesser pour le *ré*, le *mi*, etc. On peut interpréter cet effet comme une extinction de la réponse aux stimuli non pertinents.

Les techniques de discrimination entre deux stimuli sont particulièrement utilisées dans la procédure skinnérienne ou instrumentale. Donnons ci-dessous quelques exemples de techniques très utilisées.

Quelques techniques de conditionnement instrumental

Les principales techniques de conditionnement instrumental actuellement utilisées sont : la boîte de Skinner, les labyrinthes et la boîte d'évitement.

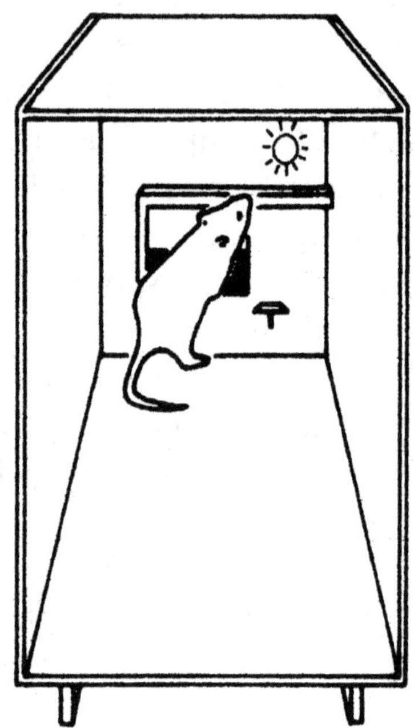

Figure 1 – Boîte de Skinner

La boîte de Skinner, qui porte le nom de son inventeur, est sans doute l'appareil de conditionnement des animaux le plus connu. Dans cet exemple, pour obtenir une « récompense » (une boulette de nourriture dans la mangeoire située derrière elle), la souris doit apprendre à appuyer sur un levier (situé à sa droite). On peut compliquer la tâche à l'infini : proposer à l'animal d'appuyer seulement si un voyant lumineux est allumé, si le voyant s'allume deux fois, ou encore, seulement si le voyant est d'une certaine couleur, etc. Dans ce dernier cas, la souris échouera à apprendre la tâche proposée : on en déduira qu'elle ne distingue pas les couleurs.

Dans la *boîte de Skinner* (figure 1), l'animal doit appuyer sur un levier pour obtenir un renforcement. Le programme de conditionnement le plus simple est dit « à renforcement continu », c'est-à-dire que l'animal est renforcé pour chacune de ses réponses. Parmi les programmes plus complexes, nous citerons :

– les programmes dits « à proportion constante » (*fixed ratio* – FR) : l'animal doit effectuer plusieurs appuis (en nombre constant) pour obtenir un renforcement ;

– les programmes dits « à intervalle fixe » (FI) : durant l'intervalle donné, l'animal obtiendra un seul renforcement quel que soit le nombre d'appuis ;

– les programmes dits « à débit de réponse lent » (DRL) : l'animal doit attendre un certain temps après le précédent renforcement avant d'effectuer une nouvelle réponse.

Si ces programmes sont surtout utilisés avec des renforcements positifs ou récompenses, le programme de Sidman utilise un renforcement négatif, c'est-à-dire une punition : pour éviter un choc électrique, l'animal doit appuyer sur un levier régulièrement. S'il réduit trop son débit de réponse, il reçoit un choc électrique.

En combinant plusieurs stimuli et plusieurs programmes, on peut, évidemment, imaginer des conditionnements encore plus compliqués.

Les *labyrinthes* reposent sur l'orientation d'un animal dans l'espace. Les modèles les plus simples comportent trois branches disposées en T ou en Y (voir, figure 2, un labyrinthe en Y). L'animal, placé dans la branche de départ, doit choisir, parmi les deux branches qui restent à sa disposition, celle qui lui permettra d'obtenir son renforcement. Selon les conditionnements, l'animal doit choisir

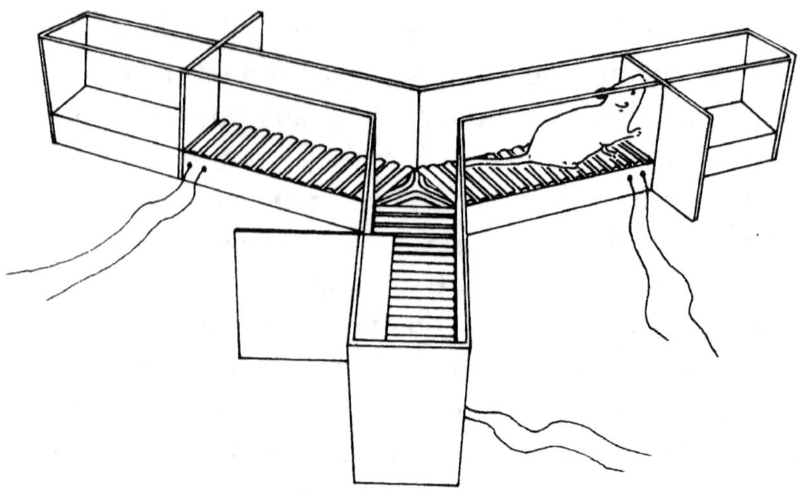

Figure 2 – Labyrinthe en Y

Dans ce labyrinthe en forme d'Y, la souris doit apprendre à quitter l'appareil par l'une des allées où elle obtient une récompense alimentaire (ici l'allée de droite). Ou bien en choisissant l'allée qui convient elle évite une punition (un léger choc électrique) dans l'autre allée (ici l'allée de gauche). On peut compliquer la tâche à l'infini, soit en mettant des labyrinthes en série pour constituer des parcours, au sens commun du terme, soit en offrant non pas deux, mais trois allées de sortie possibles ou plus, soit en associant un stimulus à l'allée qu'il faut choisir. Dans ce dernier cas, par exemple, l'allée à choisir pourra être l'allée éclairée, l'éclairage se faisant, au hasard, entre l'allée de gauche et l'allée de droite.

ou bien la branche de droite, ou la branche éclairée par une lumière (qui peut être à droite ou à gauche), ou bien encore, tantôt la branche de gauche, tantôt celle de droite (il s'agit, dans ce cas, d'un conditionnement d'alternance), etc. Le renforcement peut être positif (récompense au bout de l'allée que l'animal doit choisir) ; il peut aussi être négatif (punition au bout de l'allée que l'animal doit éviter). Des parcours plus complexes peuvent être conçus sous forme d'une succession spatiale d'épreuves à deux choix de ce type. De tels parcours complexes peuvent, par exemple, être appris par des rats dont la ration alimentaire a été diminuée et qui sont renforcés au bout du parcours par de la nourriture. La plupart des situations utilisées reposent sur de telles épreuves à deux choix. Mais il est possible d'utiliser également des épreuves à choix multiples : l'animal est mis en présence d'un grand nombre de branches, dont une seule, par exemple la branche éclairée, lui permettra d'obtenir son renforcement.

La *boîte à navette*, ou boîte d'évitement, ou boîte de Mowrer-Miller (figure 3) est divisée en deux compartiments. L'animal est averti par un stimulus discriminatif (en général sonore ou lumineux) qu'il doit changer de compartiment. S'il reste dans le compartiment où il se trouve, un renforcement négatif (choc électrique) l'oblige à changer ; il s'agit d'une réponse dite d'« échappement ». Assez rapidement l'animal apprend à changer de compartiment dès l'apparition du stimulus, sans attendre le choc électrique ; on parle alors de réponse d'« évitement ». Du fait de sa grande facilité d'utilisation, cette technique a un emploi très répandu.

Un inconvénient du conditionnement instrumental résulte du fait que, l'animal devant lui-même fournir la réponse permettant d'obtenir le renforcement, il n'est pas évident qu'il la fournira tout de suite. Ainsi, un animal peut rester longtemps dans l'appareil sans effectuer la pression sur un levier que l'on souhaite associer au renforcement. On pallie en général cet inconvénient par l'utilisation de stades de *préconditionnement*. Ainsi, une procédure de conditionnement comportera :

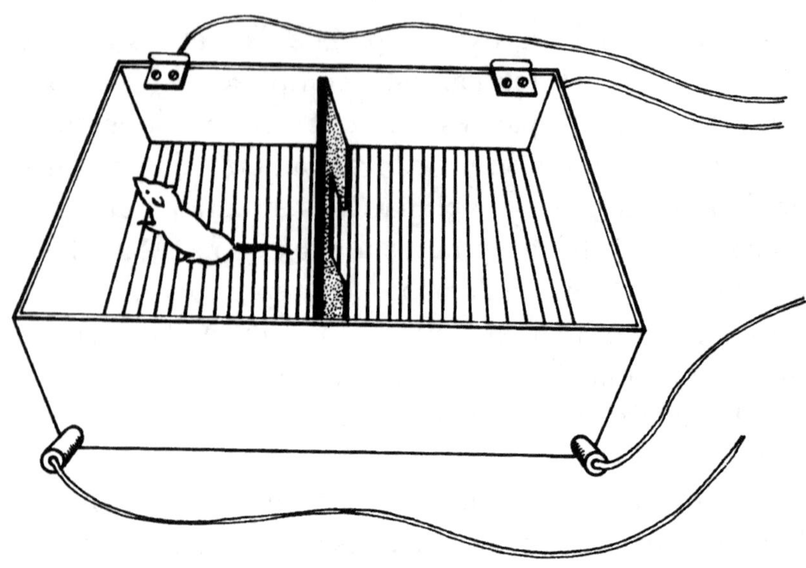

Figure 3 – Boîte d'évitement

Dans la boîte d'évitement (ou boîte de Mowrer-Miller), l'animal doit, pour éviter un léger choc électrique dans le compartiment où il se trouve, passer dans l'autre compartiment dès qu'il entend un signal sonore ou qu'il perçoit un signal lumineux.

– un stade d'*exploration*, durant lequel l'animal se familiarise à l'appareil ;

– un stade de *modelage* (en anglais « *shaping* »), durant lequel l'expérimentateur l'amène ou l'encourage à effectuer la réponse que l'on attend de lui ;

– un stade de *conditionnement* proprement dit durant lequel l'expérimentateur n'intervient plus et au cours duquel l'animal apprend lui-même les modalités de la réponse.

Utilisations du conditionnement

Les techniques de conditionnement sont extrêmement importantes dans la recherche physiologique. Non seulement elles permettent l'étude objective de l'apprentissage, de la mémoire et des phénomènes qui leur sont liés, mais elles permettent aussi, indirectement, l'étude d'autres domaines de l'activité nerveuse dont nous citerons trois exemples : l'activité sensorielle, les névroses expérimentales et la typologie.

L'utilisation du conditionnement est d'une grande utilité pour connaître la *sensibilité* des animaux à certains stimuli. Pour savoir si un animal est sensible à un stimulus visuel, telle une certaine longueur d'onde (couleur), ou olfactif, la façon la plus élégante consiste à lui faire donner une réponse conditionnée à ce stimulus. Si un poisson apprend à changer de compartiment dans une boîte d'évitement lors de l'apparition d'un signal « rouge » et non lors de l'apparition d'un signal « bleu », on saura que l'animal a la capacité sensorielle de distinguer entre le rouge et le bleu, ou, plus prosaïquement, qu'il distingue les couleurs. D'une façon générale, les techniques de conditionnement permettent ainsi, en physiologie sensorielle, d'« interroger » non verbalement un animal.

L'étude des *névroses expérimentales* chez l'animal se fait par l'utilisation de conditionnements conflictuels. Un animal, par exemple, apprend qu'un stimulus conduit à un renforcement positif alors qu'un autre amène à un renforcement négatif. On rapproche ensuite progressivement les caractéristiques des deux stimuli jusqu'à ce que l'animal ne puisse plus les distinguer clairement. Il ne sait pas, dès lors, si la réponse conduit à une récompense ou à une punition. On voit alors apparaître des comportements pathologiques : alternance de phases d'excitation et de léthargie, ou bien comportements mal adaptés à la tâche proposée et qui tendent à persister longtemps. Ces comportements pathologiques ont été qualifiés de « névroses expérimentales ».

L'étude des réponses conditionnées peut conduire à l'établissement d'une *typologie* des animaux. Pavlov a lui-même posé les premières bases d'une telle typologie chez le chien. Nous avons tenu à citer cette typologie pour son intérêt historique qui en fait le point de départ de nombreux travaux modernes et parce qu'elle constitue une bonne application du conditionnement. Selon Pavlov, on peut, lors de l'étude de l'élaboration ou de la perte des conditionnements, distinguer trois caractères du système nerveux des chiens :

– la *force* des deux processus fondamentaux, excitation et inhibition ;

– les rapports entre les deux processus, leur *équilibration* ;

– leur *mobilité*, c'est-à-dire la facilité avec laquelle on passe de l'un à l'autre.

À partir de la combinaison arithmétique de ces trois caractères, on pourrait définir de nombreux types nerveux, mais, dans la pratique, on trouve « quatre types particulièrement marquants, sautant aux yeux » (Pavlov). Selon la force, on peut distinguer des animaux forts ou faibles. Pour Pavlov, les faibles forment un groupe relativement homogène, du fait même de la faiblesse de leurs mécanismes d'excitation ou d'inhibition. Les forts, en revanche, peuvent être divisés en « forts équilibrés » et en

« forts déséquilibrés ». Parmi les forts équilibrés enfin, deux types se distinguent selon la mobilité du processus, les « vifs » et les « lents ». D'où les quatre types définis par Pavlov : forts déséquilibrés ou impulsifs, forts équilibrés vifs, forts équilibrés lents, faibles.

Pavlov alla même jusqu'à considérer que ces quatre types sont analogues (dans l'ordre) aux quatre tempéraments de l'homme décrits par Hippocrate : colérique, flegmatique, sanguin et mélancolique. Enfin Pavlov pensait qu'une telle typologie pourrait servir de base à une analyse de la pathologie des comportements. Cet exemple historique montre donc comment peut être conçue une application du conditionnement à la typologie.

On peut sans doute rattacher à cette notion de typologie, la classification, beaucoup plus éthologique (c'est-à-dire proche du comportement naturel des animaux), proposée par Didier Desor à Nancy sur les rats et qui constitue, elle aussi, une application des méthodes de conditionnement. Desor utilise une technique de conditionnement où des rats apprennent à venir chercher leur nourriture en plongeant dans un long tunnel rempli d'eau. Si les rats vivent en groupe, on constate alors une répartition des rôles. Certains rats dits « transporteurs ravitailleurs » vont faire tout le travail et aller chercher la nourriture au bout du tunnel pour eux-mêmes mais aussi pour ravitailler une autre catégorie de rats utilisateurs dits « non-transporteurs ». Ces derniers manifestent une appréhension à se jeter à l'eau et vivent « en parasites » sur les efforts des rats transporteurs.

Il existe aussi d'autres catégories de rats comme des « transporteurs autonomes », qui ne transportent que pour eux. Il s'agit donc aussi d'une manière de typologie fondée sur un conditionnement instrumental (la production d'un comportement par une récompense alimentaire), mais à la différence de la typologie pavlovienne, la typologie désorienne est beaucoup plus articulée sur l'éthologie, sur les relations sociales entre les animaux. Voici donc plusieurs utilisations possibles, non exclusives d'autres possibilités, des méthodes de conditionnement. Plus fondamentalement encore, on peut considérer, à la suite de tous ces développements, que les conditionnements sont, bien sûr, des *techniques* de laboratoire propres à étudier l'apprentissage, mais qu'ils constituent aussi une *catégorie particulière d'apprentissage*, où l'association entre des stimuli et une réponse obéit à des normes assez rigides. Nous verrons plus loin l'utilisation qui peut être faite des conditionnements conçus non plus comme technique mais comme catégorie particulière d'apprentissage.

Comme on l'a vu plus haut, certains élèves de Pavlov ont voulu aller plus loin encore et affirmé que *tous* les apprentissages étaient assimilables à des conditionnements. L'édifice de la personnalité la plus complexe chez l'homme serait, d'après cette thèse, une gigantesque pyramide de réflexes conditionnés emboîtés ! Nous voudrions revenir ici sur les conséquences de cette position, bien entendu excessive. Un des grands spécialistes français du conditionnement, Jean-François Le Ny, a parfaitement résumé l'opinion la plus répandue aujourd'hui lorsqu'il a affirmé que le psychisme est bien autre chose qu'une simple somme de réflexes conditionnels, mais qu'on pouvait néanmoins trouver dans le conditionnement, et dans les mécanismes d'apprentissage qui s'y rattachent, une sorte d'explication schématique, ou un modèle simplifié, d'une certaine manière transposable à toute une série d'activités comportementales. Cette remarque situe bien les conditionnements parmi les apprentissages en général. Il reste que les réflexes conditionnés ne peuvent rendre compte de tous les apprentissages et, pour étayer cette affirmation, nous allons présenter deux exemples d'apprentissage qui n'obéissent pas aux règles du conditionnement : l'apprentissage latent et l'empreinte.

L'apprentissage latent et l'empreinte

L'*apprentissage latent*, c'est l'acquisition d'information qui survient lorsqu'un animal – ou un homme – se trouve placé dans une enceinte qu'il ne connaît pas, sans récompense ni punition. On peut montrer que, même dans de telles conditions, ce sujet acquiert de l'information, c'est-à-dire apprend quelque chose sur son environnement sans que rien ne l'incite *a priori* à retenir ces éléments, sans que rien ne le « renforce ».

L'*empreinte* (en allemand : « *Prägung* » ; en anglais : « *imprinting* ») est un phénomène d'apprentissage particulièrement original. Il constitue l'attachement très profond d'un animal à un parent, à un congénère ou à un objet, généralement acquis durant l'enfance, et dont les effets peuvent se faire sentir très longtemps après. Pour l'acquisition de l'empreinte, on utilise souvent le terme *imprégnation*. C'est chez les oiseaux nidifuges – tels le poulet ou le canard, qui dans la nature quittent très vite le nid pour suivre leur mère – que furent effectuées les recherches les plus abondantes dans ce domaine. Mais des phénomènes d'empreinte ont été mis en évidence dans de nombreux groupes d'animaux. On peut distinguer dans la conception des modalités de l'empreinte plusieurs positions successives, car la conception des premiers auteurs qui s'intéressèrent au phénomène a été largement nuancée par l'éthologie moderne.

À la découverte et à la conception traditionnelle de l'empreinte, il faut rattacher les noms d'Oskar Heinroth [17] et de Konrad Lorenz [18]. Ces auteurs assistent à l'éclosion des œufs puis étudient les jeunes oiseaux nidifuges. Les jeunes, ainsi éclos en présence de l'expérimentateur, « reconnaissent » ensuite l'éthologiste comme leur « mère » et se mettent à le suivre. À l'âge adulte, les oiseaux « imprégnés à l'homme » chercheront comme partenaires sexuels des objets ressemblant à l'homme. L'empreinte apparaît donc comme une expérience précoce capable de déterminer le comportement ultérieur des animaux. Ce comportement ultérieur présente d'ailleurs un double aspect : dans les jours qui suivent l'imprégnation, les animaux effectuent une réponse de poursuite de l'objet d'empreinte (il s'agit de ce qu'on appelle l'*empreinte filiale*) ; à l'âge adulte, ils offrent une réponse sexuelle à cet objet (il s'agit de l'*empreinte sexuelle*).

Lorenz et ses successeurs ont cherché à préciser les caractéristiques de ce phénomène assez particulier : selon cette conception traditionnelle, l'empreinte ne s'établirait que durant une période critique très précise et très courte, située entre treize et seize heures après l'éclosion. Elle s'acquerrait très vite, par un processus pour lequel l'animal aurait été programmé génétiquement. Une fois acquise, la réponse serait irréversible et non susceptible d'être oubliée. Tous ces concepts rigides ont été largement assouplis par la recherche ultérieure.

Les stimuli capables de déclencher l'empreinte sont généralement visuels. Les objets en mouvement (voir figures 4 et 5) et les lumières clignotantes s'avèrent particulièrement efficaces. Mais il peut y avoir des empreintes dans d'autres modalités sensorielles, telle l'empreinte auditive qui provoque l'attachement du poussin encore dans l'œuf aux cris poussés à l'extérieur par sa mère. La durée de l'imprégnation est également un facteur essentiel : des imprégnations de courte durée ne persistent pas longtemps. Selon Hess, les difficultés que le poussin doit vaincre pour suivre l'objet d'imprégnation accroissent la force de l'empreinte. Ainsi, l'empreinte sera d'autant meilleure que l'effort fourni par le poussin aura été plus grand. Mais surtout, selon la conception moderne de l'empreinte, il n'existe pas de période critique ; on doit plutôt parler d'une période sensible ou optimale, située dans les jours suivant l'éclosion, qui laisse cependant de nombreuses possibilités d'attachement lorsqu'elle s'achève. Au reste, les périodes optimales de l'empreinte filiale et de l'empreinte sexuelle ne sont pas nécessairement les mêmes, et on peut supposer qu'il s'agit là de deux processus assez différents. Enfin, l'empreinte n'est en aucun cas irréversible, comme l'avait affirmé Lorenz.

Quel est donc finalement le rapport entre cette conception moderne de l'empreinte et l'apprentissage ? Peut-on dire que l'empreinte est un apprentissage particulier ? Il existe en fait des différences non négligeables entre l'apprentissage traditionnel et l'empreinte. Ainsi, comme l'a fait remarquer l'éthologiste Jean-Marie Vidal, l'empreinte ne représente pas l'acquisition d'une tâche, mais la fixation d'une image, d'un objet déclencheur du comportement social. En outre, cette acquisition survient

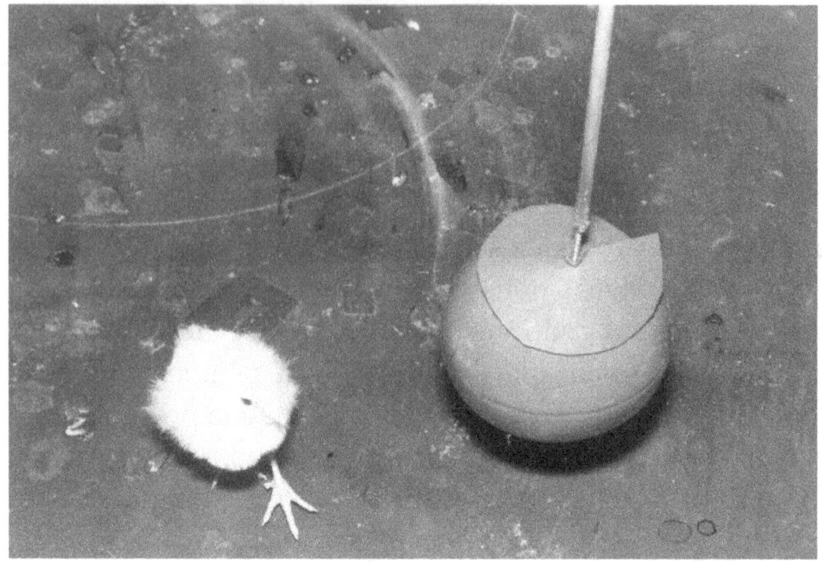

Figure 4 – Empreinte chez le poussin

Un poussin de quelques heures adopte le premier objet mobile qu'il rencontre et le suit comme sa mère. Ici l'empreinte s'effectue avec un ballon de caoutchouc.

en général lors d'une période précoce du développement de l'animal et sans renforcement apparent (ce qui la démarque du conditionnement). Le fait qu'elle a lieu durant une telle phase précoce entraîne un lien avec les phénomènes physiologiques qui déterminent ou accompagnent, chez le jeune en formation, la maturation des structures cérébrales. C'est un lien physiologique qu'on ne retrouve pas nécessairement dans les apprentissages classiques : certaines maturations chimiques du cerveau sont nécessaires pour que l'imprégnation puisse s'effectuer. Malgré ces différences, la plupart des recherches ont

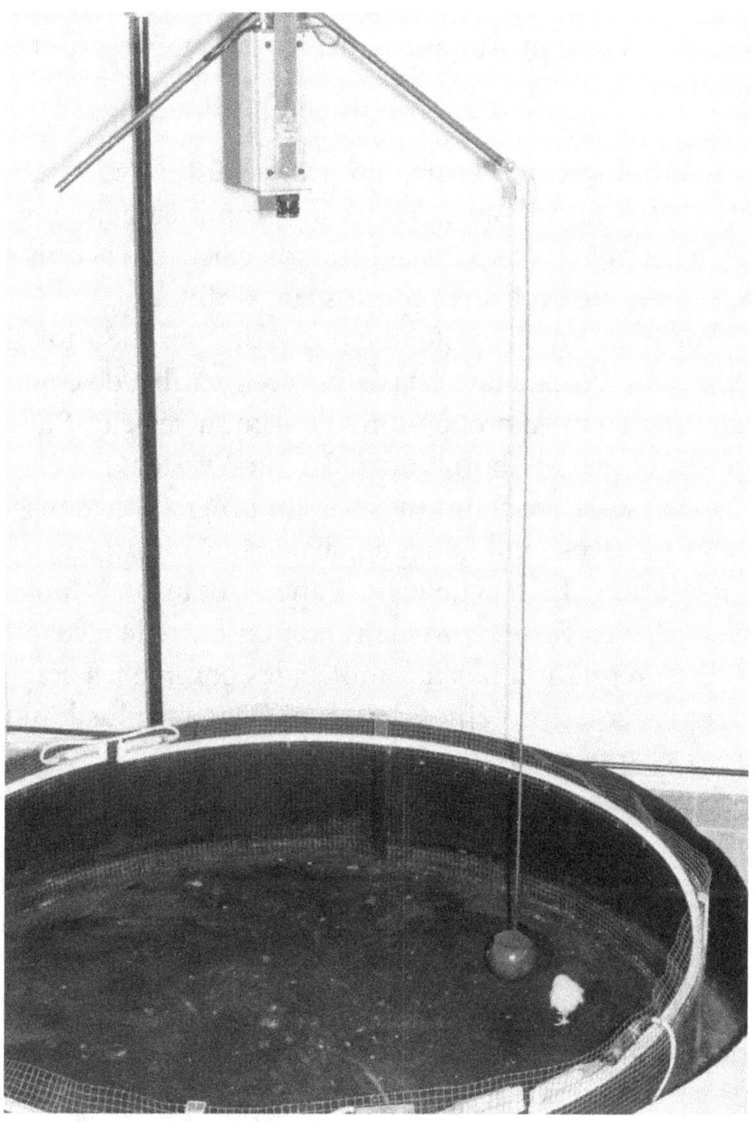

Figure 5 – Dispositif d'empreinte chez le poussin

Pour que le poussin ne s'imprègne qu'au ballon de caoutchouc (et pas à l'expérimentateur qui, lui aussi, est un objet qui bouge), il est placé dans une enceinte circulaire et ses mouvements sont enregistrés par une caméra de télévision qui tourne en même temps que le ballon.

insisté sur la parenté des mécanismes de l'empreinte et de l'apprentissage.

Par exemple :

– l'éthologie moderne, en renonçant à voir dans l'empreinte une réponse rigide, programmée génétiquement, a du même coup insisté sur son caractère acquis et donc sa parenté avec un apprentissage ordinaire ;

– de même qu'il existe une phase de consolidation de la mémoire, il existe une phase très comparable de consolidation de l'empreinte, comme l'ont montré Jean-Pierre Lecanuet et ses collaborateurs à Gif-sur-Yvette [19] ;

– les bases biochimiques de l'imprégnation dans le cerveau sont très semblables aux bases biochimiques de la mémorisation. En Angleterre, Patrick Bateson, Gabriel Horn et Steven Rose [20] ont clairement montré le rôle joué dans l'imprégnation par des molécules comme les acides nucléiques et les protéines dont nous verrons plus loin le rôle dans l'apprentissage.

Si l'empreinte a été surtout étudiée chez les oiseaux nidifuges, qui quittent rapidement le nid après leur éclosion, des phénomènes similaires ont été décrits chez les animaux les plus variés.

Chez les poissons par exemple, Scholz et ses collaborateurs ont montré que les jeunes saumons s'imprégnaient olfactivement à l'eau de la rivière où ils étaient nés. Ainsi s'expliquerait le fait, resté longtemps mystérieux, que les saumons adultes reviennent pondre à l'endroit où ils ont vu le jour. Chez les insectes, Pierre Jaisson [21] montre que les fourmis d'une espèce donnée élevées en présence de cocons d'une autre espèce prennent ensuite soin de ces cocons étrangers, ce qui suppose une empreinte olfactive. Chez les mammifères, de nombreuses expériences précoces ont été rapprochées de l'empreinte : cobayes imprégnés à des blocs de bois, à l'homme ; jeunes macaques imprégnés à une chienne, etc. Ces phénomènes expliqueraient l'adoption d'un animal d'une espèce donnée par des animaux d'une autre espèce et, notamment, une bonne part du comportement des animaux domestiques, « imprégnés à l'homme ». Il faut toutefois souligner que, plus encore que chez les oiseaux, l'empreinte présente chez les mammifères une grande souplesse, où n'interviennent souvent ni irréversibilité ni déterminisme strict de l'attachement, ce qui confirme les thèses de l'éthologie moderne.

Cette souplesse du comportement est *a fortiori* essentielle chez l'homme, même si certains phénomènes peuvent être rapprochés de l'empreinte. L'apprentissage du langage par l'enfant par exemple montre l'existence d'une période assez critique qui dure jusque vers l'âge de sept ans. L'enfant qui n'a pas appris à parler à cet âge – c'est le cas des enfants sauvages élevés par des animaux ou d'enfants séquestrés par des parents pervers – n'apprendra plus à parler. Sur le plan anatomique, on sait que certaines spécialisations des hémisphères cérébraux – comme le langage dans l'hémisphère gauche chez les droitiers – sont réversibles chez le jeune, mais deviennent beaucoup plus irréversibles chez l'adulte, comme en témoignent les difficultés de réadaptation des hémiplégiques. Quant à l'extension faite par certains psychologues de l'empreinte sexuelle à l'homme, selon laquelle l'homme (mâle) adulte rechercherait des partenaires ressemblant à sa mère, elle mériterait sans doute d'être étayée par des faits précis !

Les bases biologiques de l'apprentissage et de la mémoire

La suite du présent ouvrage va tenter de décrire ce que l'on sait des bases biologiques de l'apprentissage et de la mémoire et des phénomènes qui leur sont associés – oubli, rappel… –, tels que nous venons de les décrire. On envisagera d'abord la mise en place de la mémoire, ou plutôt des mémoires, dans le règne animal. Je montrerai que « la » mémoire, qui nous paraît être une entité unique, est en fait une combinaison d'aptitudes très différentes apparues chez nos ancêtres animaux, au fur et à mesure de l'évolution des espèces, une véritable « mosaïque » de mémoires très différentes, au sens que j'avais donné au mot mosaïque dans un ouvrage antérieur[22]. Cet éclairage évolutif est essentiel à la fois pour bien comprendre un phénomène biologique de cette importance et pour nous situer, nous êtres humains doués de mémoires prodigieuses dans certains domaines, par rapport à nos ancêtres et à nos cousins animaux.

Nous nous pencherons ensuite, dans trois chapitres différents, sur les bases proprement dites des phénomènes de mémoire, sur les supports matériels que les activités de mémoire peuvent avoir dans le cerveau. Trois domaines paraissent jouer un rôle essentiel dans la biologie des phénomènes de la mémoire : au niveau du cerveau (*mémoire et mosaïque cérébrale*), certains éléments anatomiques sont essentiels ; au niveau de la cellule nerveuse (*mémoire et mosaïque cellulaire*), certains processus électrophysiologiques de la cellule nerveuse jouent un rôle important ; au niveau des molécules cérébrales enfin

– qu'elles soient des médiateurs sécrétés entre les cellules du cerveau ou des protéines intervenant dans le fonctionnement intime des cellules nerveuses (*mémoire et mosaïque moléculaire*) – se situent des mécanismes fondamentaux. Pour chacun de ces trois domaines, nous serons amenés à nous poser une double question :

– Les « éléments envisagés » (structures cérébrales, processus cellulaires ou moléculaires) jouent-ils un rôle dans l'apprentissage ?

– Ce rôle va-t-il jusqu'à un codage de l'information dans de tels éléments, c'est-à-dire à une mémoire ?

Cette double interrogation conduira finalement à se demander ce qui peut intervenir dans l'apprentissage quand il ne s'agit pas, à proprement parler, de coder de l'information apprise dans le cerveau, quels sont les mécanismes qui encadrent ce codage comme un cadre supporte un tableau. Une telle quête m'amènera à la description d'éléments fondamentaux du psychisme que sont les processus émotionnels, comme le plaisir ou l'anxiété, qui sont, je voudrais le démontrer finalement, étroitement liés aux mécanismes mêmes de notre mémoire. Je montrerai ainsi comment et pourquoi notre mémoire, dans ses aspects les plus évolués, est fille de l'anxiété.

Chapitre II

LA MÉMOIRE,
UNE FONCTION VIEILLE
COMME L'ANIMAL

La mémoire, on l'a vu, n'est pas, loin de là, un privilège de l'espèce humaine. De nombreux animaux sont capables d'apprendre. C'est évident pour les animaux proches de nous, nous en faisons l'expérience permanente en observant le comportement de nos animaux familiers, chiens ou chats, mais aussi chevaux ou porcs. On verra que les scientifiques ont pu démontrer des capacités d'apprentissage dans la plupart des groupes animaux, y compris dans des groupes animaux beaucoup plus éloignés de nous comme les pieuvres ou les insectes. Si donc l'être humain a développé une mémoire colossale, au point de pouvoir, par exemple, parler plusieurs langues, il existe néanmoins des mémoires animales variées. Or on sait, à la suite des travaux concernant la théorie de l'évolution, que l'homme est issu de l'animal, que les animaux sont nos ancêtres ou nos cousins. Il en résulte que, si la mémoire humaine offre des particularités du fait même de sa puissance, elle est, d'une manière ou d'une autre, fille des mémoires des parents ou grands-parents animaux qui nous ont précédés.

De la même façon que notre corps porte les traces anatomiques et physiologiques de l'héritage de nos parents et grands-parents, de la même façon que nous sommes à même de reconnaître avec une tendresse émue, chez nos proches cousins les singes anthropoïdes, des organes comme la main ou des mimiques faciales que nous savons être les nôtres, notre mémoire doit contenir, sous une forme ou sous une autre, des éléments acquis, au cours de l'évolution des espèces, par les groupes animaux dont nous sommes issus.

Reprenons ici quelques éléments de cette évolution de la mémoire.

Comment classifier les animaux

Le règne animal comprend un certain nombre de groupes de complexité croissante[1]. La conception traditionnelle (voir la figure 6) est la suivante : animaux à une seule cellule ou unicellulaires, seulement visibles au microscope, animaux à deux feuillets (encore appelés plus commodément « didermiques ») comme les polypes ou les méduses et finalement animaux à trois feuillets (encore appelés plus commodément « tridermiques ») qui eux-mêmes se décomposent en animaux à système nerveux ventral (vers, mollusques – notamment les mollusques céphalopodes comme la pieuvre ou la seiche –, insectes, crustacés...) et animaux à système nerveux dorsal

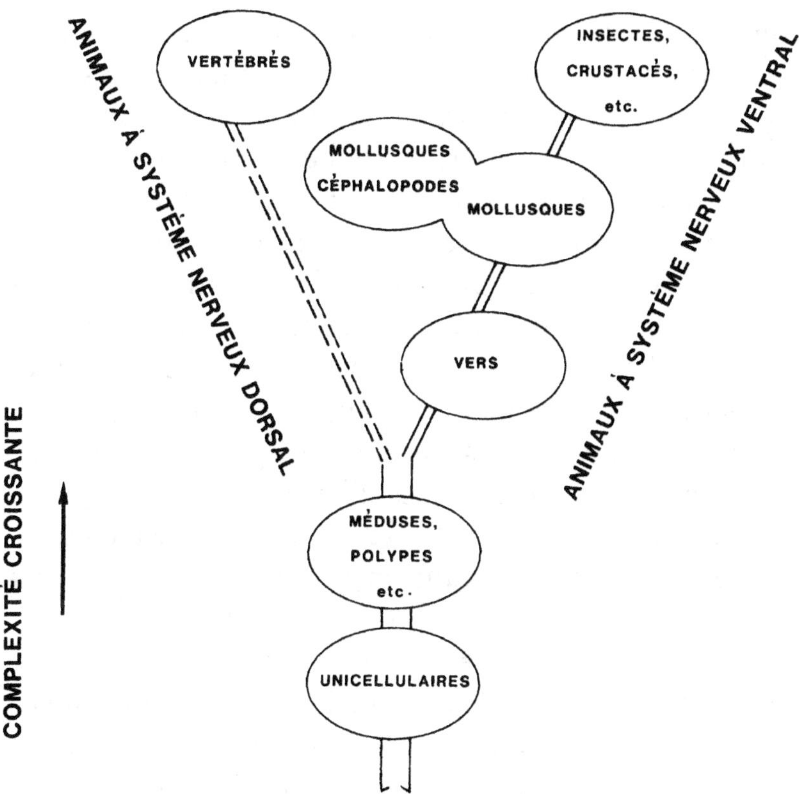

*Figure 6 – Représentation schématique
de l'arbre généalogique du règne animal*

Sur ce schéma, volontairement très simplifié, on a représenté les grands groupes animaux dans leur acception traditionnelle. Pour des raisons de simplicité didactique, le schéma a ainsi maintenu dans un même groupe les vers, dont on sait aujourd'hui qu'ils appartiennent à des groupes distincts. On a aussi fait figurer les unicellulaires qui, sauf exception, ne sont plus vraiment considérés aujourd'hui comme des animaux. Chez les mollusques, on a séparé le groupe, très évolué intellectuellement, des mollusques céphalopodes comme la pieuvre ou la seiche, pour des raisons qui seront apparentes lorsqu'on parlera des capacités de mémoire.

(comprenant en particulier le groupe des vertébrés, auquel notre espèce appartient). Les animaux unicellulaires sont aussi appelés « protozoaires » et les animaux à plusieurs cellules (didermiques ou tridermiques) « métazoaires ».

La biologie moléculaire est venue partiellement bouleverser cet édifice, mais partiellement seulement. On a en effet cherché à appuyer la classification des êtres vivants, non plus sur des ressemblances anatomiques ou morphologiques plus ou moins nettes, mais sur des différences quantitatives dans la composition des molécules qui les constituent. Ainsi ont été proposées, à partir de ces travaux de biologie moléculaire, des « phylogénies moléculaires » conduisant à des arbres généalogiques nouveaux du monde vivant en général et des animaux en particulier[2]. L'ensemble des résultats a clairement démontré que le groupe des métazoaires (ou animaux pluricellulaires) restait très homogène par rapport à ces phylogénies moléculaires. Les « gros » animaux que nous rencontrons dans notre environnement peuvent donc largement bénéficier des classifications traditionnelles, même si des nuances, qui ne nous concernent pas ici, ont pu leur être apportées.

Il n'en est pas de même des animaux unicellulaires ou protozoaires. À la lumière des travaux moléculaires, ce groupe a « éclaté » et les différents groupes mis en évidence ont montré des parentés variées. Certains d'entre eux se trouvent nettement plus proches des végétaux unicellulaires ou d'organismes comme les champignons, qui ne sont plus considérés de nos jours comme des « végétaux » au sens strict, mais comme un groupe tout à fait particulier[3]. En revanche, d'autres protozoaires, comme un groupe appelé « choanoflagellés » (ou « flagellés à

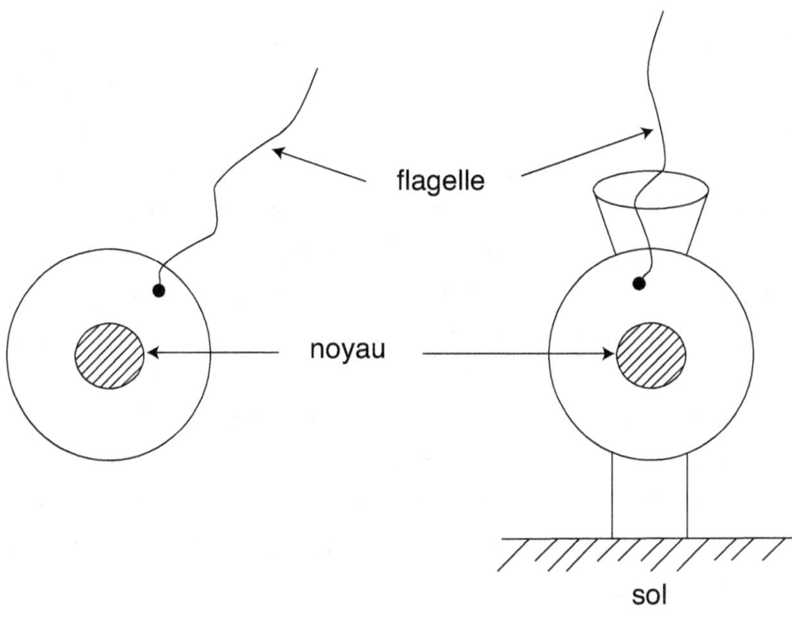

Figure 7 – Un flagellé et un flagellé à collerette

Selon certains zoologistes modernes, tel Jean Génermont (Génermont, 1997), seul le second, à droite, proche de certaines cellules qu'on trouve chez des animaux comme les éponges, peut être rattaché au règne animal. Parmi les flagellés libres, tel celui présenté à gauche, on trouve des espèces qui possèdent des chloroplastes verts comme les végétaux.

collerette », et très semblables à des cellules que l'on retrouve dans le corps de certains métazoaires comme les éponges, voir figure 7) restent très proches des métazoaires. En d'autres termes, pour rajeunir la figure 6 en la limitant à l'animalité comme elle est comprise à la lumière de ces travaux, il faudrait y remplacer la case des « unicellulaires » par celle des seuls « unicellulaires choanoflagellés ». Le groupe décrit par les classifications traditionnelles comme des protozoaires ne présente donc plus guère de sens après les travaux de biologie moléculaire. Au point que, selon le zoologiste français Jean Génermont[4], « il serait éventuellement acceptable de donner le nom de règne animal, soit aux seuls métazoaires, soit à l'ensemble métazoaires-choanoflagellés », mais finalement, toujours selon Génermont, « le terme règne devrait… disparaître du vocabulaire scientifique ».

C'est donc essentiellement sur les métazoaires (ou animaux pluricellulaires) que nous allons construire notre argumentation concernant la mémoire, même si des débats, que nous n'aborderons pas ici, ont porté sur la question de savoir si des formes rudimentaires de mémoire pouvaient exister également dans certains groupes de protozoaires.

Les mémoires des animaux

Des travaux déjà classiques[5] se sont proposé de comparer les capacités de mémoire des différents groupes de métazoaires. Il est évident que, pour comparer les capacités de mémoire entre divers groupes animaux, il faut disposer de méthodes d'apprentissage applicables à tous, et ce malgré leurs différences anatomiques et comportementales !

En regroupant plusieurs catégories d'apprentissage proposées pour l'étude de la mémoire animale par divers auteurs comme Jean Médioni ou M. E. Bitterman, on peut proposer une grille d'étude reposant sur les six types d'apprentissage suivants :
– habituation,
– tendance à l'alternance,

– conditionnement pavlovien,
– conditionnement skinnérien,
– apprentissage de détour,
– économie d'essais en réversion et apprentissage de règles abstraites.

L'*habituation* tout d'abord est une forme de mémoire extrêmement rudimentaire qui réside dans le fait que la répétition d'un même événement ou, formulé de manière plus scientifique, d'un même stimulus, aboutit à ne plus produire une réponse, initialement produite par l'événement ou le stimulus avant l'habituation. Ainsi, par exemple, le bruit dû au passage d'un train qui me réveillait la nuit, lorsque je suis venu habiter à proximité de la voie de chemin de fer, finit par ne plus me réveiller : je m'y suis habitué. Cela veut dire, bien sûr, que mon cerveau a enregistré les caractéristiques sonores de ce bruit de train et c'est en ce sens qu'il y a mémoire. Mais un bruit de même intensité et d'un timbre différent pourra toujours me réveiller : le passage d'un camion-citerne bruyant me réveillera alors même que le train n'a plus aucun effet. Il s'agit là d'un exemple d'habituation chez l'être humain, mais en changeant les caractéristiques des événements ou des stimuli (bruits variés, stimuli lumineux, tremblements du sol, etc.), on peut évidemment produire des phénomènes d'habituation dans tous les groupes animaux depuis l'habituation des vers de terre à un tremblement du sol jusqu'à l'habituation d'une abeille à un violent éclair lumineux.

La *tendance à l'alternance spontanée* (encore appelée « inhibition réactive ») est également une situation impliquant une mémoire relativement simple. Ce phénomène consiste dans la tendance pour un animal (ou un être humain, bien entendu) qui a effectué, spontanément ou par obligation, le choix d'un terme d'une alternative, à choisir l'autre terme. Ici encore, il y a mémoire en ce sens que choisir l'« autre terme » suppose évidemment que l'on ait mémorisé le premier terme ! Donnons quelques exemples de cet apprentissage original et dont le déterminisme n'est d'ailleurs pas parfaitement compris. Imaginons un ver de terre placé dans un labyrinthe en forme de T. Placé au départ dans la « jambe » du T, ce ver peut choisir de le quitter par l'allée de droite ou par l'allée de gauche. Imaginons que, soit spontanément, soit par obligation (dans ce cas on aura fermé plusieurs fois de suite l'allée de droite), le ver de terre ait tourné plusieurs fois à gauche dans le labyrinthe (bien entendu, ces choix ne sont pas récompensés ni punis : rien n'amène le ver à préférer une branche plutôt qu'une autre). Si, à la suite de tous ces essais, on propose au ver de terre un choix libre, il aura plutôt tendance à choisir l'allée de droite, donc à « alterner » en fonction de son choix antérieur. Ou encore, dans sa réaction, il aura tendance à inhiber son premier choix, d'où le nom d'« inhibition réactive » aussi donné à ce phénomène. De la même manière une abeille ou un homme qui ont eu le choix entre deux types de nourriture, s'ils ont choisi plusieurs fois de suite, soit spontanément soit par obligation, un certain type de nourriture auront plutôt tendance à choisir l'autre. On voit donc qu'en modifiant les termes de l'alternative, on peut mettre dans ce type de situation toutes sortes d'animaux y compris l'homme.

Le *conditionnement pavlovien* a été décrit en détail dans le chapitre précédent. Il consiste, rappelons-le, dans la capacité à mettre en mémoire un stimulus primitivement neutre en l'associant avec un stimulus inconditionnel qui provoque toujours une réponse. À la suite de cette association, le stimulus primitivement neutre devient « stimulus conditionnel », capable, lui aussi, d'entraîner la réponse. Même si une bonne part des travaux de Pavlov et de ses élèves ont été effectués sur des chiens, on peut, en jouant sur les stimuli inconditionnels et neutres, élaborer des conditionnements pavloviens chez de très nombreux animaux : abeilles, crustacés, vers, mollusques...

Le *conditionnement skinnérien*, lui aussi décrit en détail dans le chapitre précédent, est la capacité d'apprendre une réponse opératoire ou instrumentale, telle que appuyer sur un levier, parcourir un labyrinthe plus ou moins complexe, fuir un endroit particulier, etc. soit pour obtenir une récompense, soit pour éviter une punition. Ici encore, les situations de conditionnement skinnérien sont innombrables et les espèces animales étudiées très variées. On peut faire parcourir des labyrinthes à des blattes, ou, comme on l'a vu plus haut, à des vers. On peut apprendre à appuyer sur des leviers à des oiseaux ou à des rongeurs. On verra que les mollusques céphalopodes comme les pieuvres, sont aussi capables de conditionnements skinnériens variés.

L'*apprentissage de détour* est la capacité qu'a un animal de s'éloigner du but qu'il vise pour y accéder ensuite. Ainsi, mis en face d'une paroi de verre transparente, un certain nombre d'animaux sont capables de « faire le tour » de cette paroi, pour aller, par exemple, consommer une récompense appétissante visible derrière cette paroi. Le principe est, on le voit, le même que dans le conditionnement skinnérien (l'animal apprend à donner une réponse pour obtenir une récompense), mais cette capacité suppose une mémoire de l'espace dans le cerveau de l'animal considéré, ce que les scientifiques ont appelé une « carte cognitive », sorte de simulation de l'espace par le cerveau. Il y a apprentissage et mémoire en ce sens que ce n'est pas par hasard que l'animal fait le détour, mais qu'il apprend progressivement : son temps de parcours diminue avec les essais successifs, témoignant d'un apprentissage progressif.

L'*économie d'essais en réversion*[6] est l'aptitude de certains animaux, lorsqu'ils ont appris une réponse dite « directe » (par exemple tourner à droite dans une situation particulière), d'apprendre plus vite, en moins d'essais, la tâche inverse (appelée « tâche de réversion ») dans la même situation particulière (par exemple tourner à gauche dans les mêmes conditions). Cette capacité d'économie d'essais en réversion, est, on le verra, assez peu répandue dans le règne animal. La plupart des animaux en effet sont au contraire perturbés par l'apprentissage de la tâche directe et, par suite, ont besoin de davantage d'essais pour acquérir la tâche de réversion. Au lieu de faire une économie d'essais en réversion, ils font, au contraire, davantage d'essais en réversion. Pour le comprendre, comparons les performances d'un ver de terre et d'un être humain dans ce type de situation.

Tout d'abord, replaçons à nouveau un ver de terre dans un labyrinthe en forme de T et dans une situation d'apprentissage skinnérien. Le ver est placé dans la « jambe du T » et peut fuir soit par la branche horizontale de gauche, soit par la branche horizontale de droite. Au bout de la branche de gauche, le ver trouve une chambre humide dans laquelle il peut se reposer ; au bout de la branche de droite, il reçoit un choc électrique désagréable. Supposons qu'il faille cent essais à notre ver de terre pour apprendre à aller systématiquement dans la branche de gauche. Lorsqu'il a appris à maîtriser cette première tâche (dite « tâche directe »), on inverse les renforcements : le choc électrique est délivré au bout de la branche de gauche et la chambre humide se trouve au bout de la branche de droite (apprentissage de réversion). Le ver, qui a eu beaucoup de difficultés à maîtriser la tâche directe, aura encore plus de mal à maîtriser la tâche de réversion. Il lui faudra, par exemple, deux cents essais, plus que pour l'acquisition de la tâche directe. Il sera, en quelque sorte, perturbé par son premier apprentissage. La plupart des animaux se comportent, dans des situations de réversion, comme le ver de terre de notre exemple. Lors de l'apprentissage de la tâche de réversion, ils ont besoin de davantage d'essais que lors de l'apprentissage de la tâche directe. Seuls quelques animaux au système nerveux très complexe sont capables, lors de cet apprentissage de la tâche de réversion, d'effectuer au contraire moins d'essais que lors de l'apprentissage de la tâche directe.

Pour illustrer ce comportement des animaux « évolués », donnons un exemple choisi chez l'homme. Supposons que nous soumettions un jeune enfant au problème suivant : dans un grenier rempli d'objets divers se trouve une table sur laquelle on a posé deux bols opaques renversés. Une récompense (un bonbon) a été placée sous le bol de gauche ; le bol de droite est vide. L'enfant a droit à des essais successifs de durée limitée pour trouver le bonbon caché. Lorsqu'il l'a trouvé sous le bol de gauche (qui est donc la tâche directe), on inverse le dispositif : le bonbon est mis sous le bol de droite et le bol de gauche est vide (tâche de réversion). Il faut très peu d'essais à l'enfant pour comprendre que ce qui était sous le bol de gauche est maintenant sous celui de droite. Notre enfant fait donc une économie d'essais lors de la tâche de réversion. S'il est capable d'une telle économie d'essais, c'est en fait parce qu'il est capable d'apprendre à raisonner à l'aide de règles abstraites, sans avoir à réapprendre, par essai et erreur, la position du bonbon. Au lieu de se fier à son conditionnement précédent (le bonbon est sous le bol de gauche, qui est une sorte de règle concrète, rigide), il s'aide d'une règle cognitive, abstraite (ici : le bonbon a changé de bol) pour améliorer sa réponse lors de la réversion, alors que le ver de terre précédent devait effectuer, sans règle, tout un réapprentissage d'une nouvelle tâche, contradictoire de la première. L'économie d'essais en réversion est donc, on le voit, corollaire de la capacité qu'a le cerveau d'élaborer des « règles cognitives » ; seule la règle abstraite permet à certains animaux de faire ce que fait l'enfant de notre exemple : économiser des essais dans la tâche de réversion.

Si l'on analyse les performances des différents groupes animaux[7] à la lumière de ces six catégories, on constate que l'habituation et la tendance à l'alternance se retrouvent dans la plupart des groupes, depuis les plus simples jusqu'aux plus complexes. Même si la question de la mémoire chez les protozoaires reste très controversée, on peut trouver quelque chose qui ressemble à la tendance à l'alternance même chez des protozoaires comme les paramécies[8]. Les conditionnements, pavloviens aussi bien que skinnériens, quant à eux, se rencontrent chez les animaux à trois feuillets (tridermiques) et chez ceux qui possèdent un système nerveux ventral (qu'on appelle aussi les « protostomiens ») comme les différents groupes de vers [9], les mollusques [10] et les arthropodes comme les insectes [11] – mais aussi, bien sûr, chez les animaux à système nerveux dorsal (qu'on appelle aussi les « deutérostomiens ») comme les vertébrés. Certains invertébrés développent ces capacités de conditionnement d'une manière étonnante notamment les insectes sociaux comme les abeilles ainsi que les mollusques céphalopodes comme la pieuvre ou la seiche. Ces derniers, par exemple, du fait de l'anatomie de leurs yeux et de leurs capacités visuelles très proches de celles des vertébrés et du fait que leurs tentacules ont des capacités tactiles remarquables, sont capables de conditionnements visuels et tactiles très élaborés. En ce qui concerne les conditionnements visuels, ils peuvent par exemple distinguer des figures géométriques simples comme une barre verticale d'une barre horizontale ou un carré d'une croix. En ce qui concerne les conditionnements tactiles, ils peuvent, par palpation, distinguer des objets de rugosité différente.

La capacité d'apprendre à faire des détours est beaucoup plus rare dans le règne animal. Elle ne se trouve apparemment que chez les vertébrés et chez ces mollusques céphalopodes, ce qui explique la place particulière qui leur a été donnée sur la figure 6, à proximité des vertébrés. Nulle part ailleurs, même pas chez les insectes sociaux comme les abeilles, on ne trouve cette capacité de mémoire compliquée et faisant appel à une simulation de l'espace, à une carte cognitive. Quant à l'économie d'essais en réversion, signe de la capacité à maîtriser des règles abstraites, on ne la trouve que chez les vertébrés les plus évolués, les vertébrés à sang chaud (mammifères et oiseaux), et, ici encore, chez certains mollusques céphalopodes, mais jamais, semble-t-il, chez les autres invertébrés ou chez les mammifères à sang froid, hormis certains reptiles qui occupent une position intermédiaire que l'on n'analysera pas ici [12].

Une mémoire en mosaïque

Cette analyse rapide des capacités de mémoire dans le règne animal, fondées sur six catégories arbitraires, mais qui dénotent des aptitudes de complexité différente, permet donc de montrer, dans l'évolution des espèces, l'apparition progressive de niveaux d'organisation de la mémoire de plus en plus complexes, liés à la complexification progressive du cerveau [13]. Ce qui est remarquable, toutefois, c'est que les niveaux d'organisation plus complexes de la mémoire ne viennent pas remplacer les niveaux les plus frustes, mais les compléter. Un insecte social comme l'abeille, capable des conditionnements très élaborés, manifeste aussi à l'occasion des comportements qui traduisent des habituations ou des tendances à l'alternance correspondant à des niveaux de mémoire plus frustes. Un céphalopode comme la pieuvre, capable de détours et d'économie d'essais en réversion, l'est aussi de conditionnements, d'habituation ou d'alternance. Il en est de même d'oiseaux comme la grive ou le corbeau, et de mammifères comme le rat, le chimpanzé... ou l'être humain !

En d'autres termes, notre mémoire humaine qui, subjectivement, nous semble faire preuve d'une belle unité, est en fait une sorte de « patchwork » ou de mosaïque de mémoires particulières, très hétérogènes, apparues chez nos ancêtres au fur et à mesure de l'évolution des facultés cérébrales et mentales, une mosaïque de mémoires différentes [14]. Cette hétérogénéité de la mémoire humaine, qui rappelle évidemment l'hétérogénéité anatomique observée en parallèle dans nos organes, n'exclut nullement d'autres hétérogénéités, notamment celles que l'on trouve chez les animaux les plus élevés dans l'arbre généalogique (les vertébrés supérieurs et surtout l'espèce humaine). Selon des axes de recherche différents, les psychologues, et particulièrement ceux qui s'intéressent à la mémoire humaine, tendent à distinguer :

– selon une perspective sensorielle, la modalité sensorielle principale des souvenirs. Ainsi on parlera de mémoire auditive, visuelle (particulièrement développée chez l'homme), olfactive... Dans la mesure où beaucoup de souvenirs recouvrent plusieurs modalités sensorielles, d'autres auteurs se sont attachés à définir des catégories plus fonctionnelles.

– selon un axe temporel, une « mémoire de travail » transitoire [15] et une « mémoire de référence » plus définitive. La mémoire transitoire représente, en quelque sorte, une « mémoire en train de se faire », comme ce qui se produit lors d'une conversation ou lorsqu'on retient, pour un usage immédiat, un numéro de téléphone. La mémoire permanente correspondrait aux règles générales de la langue ou des habitudes. On parle souvent, pour la première, de *mémoire de travail* (ou mémoire dynamique) et, pour la seconde, de *mémoire de référence* (ou mémoire statique). Beaucoup des classifications de la mémoire élaborées par les auteurs modernes se ramènent, avec quelques variantes, à cette opposition. Cet axe est particulièrement intéressant dans la mesure où, sans présager des mécanismes sous-jacents, il se retrouve, sous une forme ou sous une autre, dans tous les types de mémoire. Pour le même axe temporel, certains auteurs préfèrent parler plus simplement de « mémoire à court terme » et de « mémoire à long terme ». Signalons cependant que ces concepts, très utiles dans certains développements, n'ont jamais fait l'objet d'un accord universel. Ce qui est à court terme chez un auteur devient à long terme chez un autre. Si l'on utilise ces concepts, comme on le fait souvent, il faut bien préciser dans quelle situation et dans quelle gamme de temps on se situe.

– selon un axe d'abstraction, une mémoire des gestes et des habitudes (appelée « procédurale » ou encore « implicite ») et une mémoire des significations (appelée « déclarative » ou « explicite » [16]).

Le tableau ci-dessous donne quelques-unes des équivalences utilisées sur ce dernier axe.

Habitudes	Mémoire
Mémoire implicite	Mémoire explicite
Mémoire procédurale	Mémoire déclarative
Mémoire inconsciente	Mémoire consciente
Mémoire automatique	Mémoire cognitive
Savoir comment	Savoir que

D'autres auteurs restent dans la sphère du cognitif et opposent plus volontiers, à l'intérieur de ce qui a constitué notre seconde colonne, une mémoire (transitoire) dite « épisodique », relative aux événements particuliers, et une mémoire (plus permanente) dite « sémantique », relative aux savoirs généraux. Ici toutes deux pourraient être conçues comme conscientes et la « mémoire des habitudes » (inconscientes) apparaîtrait alors comme un prolongement (inconscient) de la mémoire sémantique. Nous n'entrerons pas ici dans ces querelles de spécialistes.

Nous tenterons de replacer très simplement, sans insister, les unes par rapport aux autres, les différentes (et nombreuses) sortes de mémoires qui ont pu être décrites chez les animaux ou chez les êtres humains dans l'observation comportementale ou dans les études effectuées en laboratoire. Sur la figure 8, on retrouvera, parmi d'autres, les six catégories qui ont servi à la comparaison des mémoires animales. Pour la mémoire déclarative, on y a distingué la mémoire sémantique, qui comprendrait la mémoire des règles abstraites et celle de l'espace (deux des catégories envisagées pour classer les mémoires animales) et la mémoire épisodique. Dans la mémoire non déclarative, on retrouve la mémoire procédurale (qui repose sur les conditionnements pavloviens ou skinnériens dont on a abondamment parlé), les apprentissages « non associatifs » comme l'habituation et la tendance à l'alternance spontanée, l'apprentissage latent, la « sensibilisation », qui est le contraire de l'habituation et aboutit avec les essais successifs à l'accroissement d'une réponse, ainsi que des apprentissages plus particuliers comme l'empreinte déjà mentionnée plus haut ou encore l'« amorçage », qui est une sorte de prédisposition non consciente à répondre à un stimulus. L'amorçage n'a été mis en évidence, pour l'instant, que dans le cadre des études de la mémoire humaine, mais rien n'interdit de penser que des processus similaires puissent exister chez certains

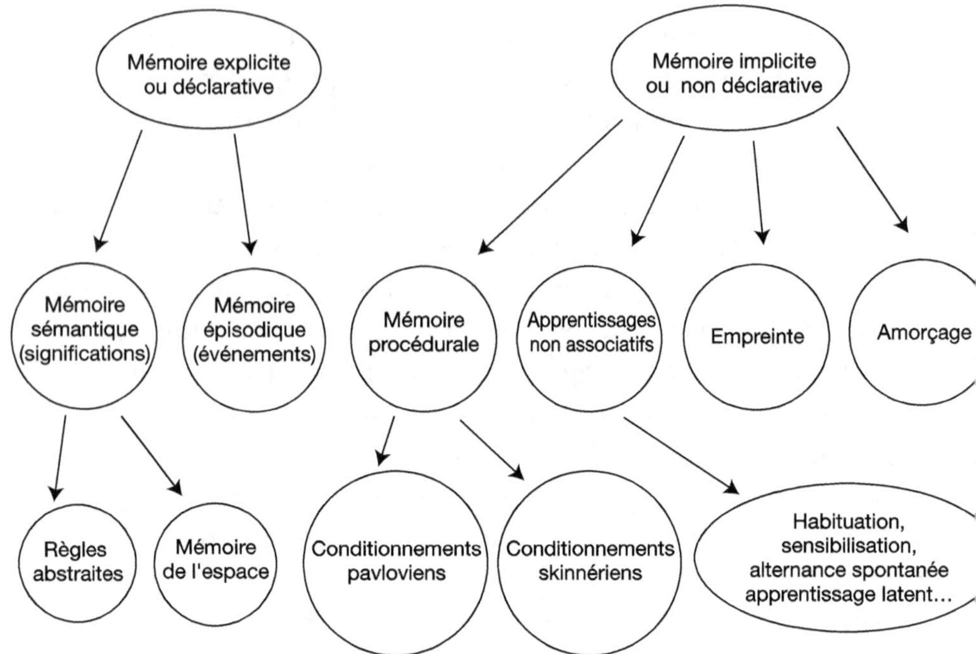

Figure 8 – Schéma résumant les principaux types de mémoire de référence (ou à long terme)

Même si les controverses persistent entre spécialistes sur les détails d'une telle classification, ce schéma permet de se faire une idée sommaire de la complexité des mémoires.

animaux. Cela pour donner une petite idée d'un sujet qui reste en pleine évolution et qui pourrait connaître de spectaculaires remaniements dans les années qui viennent.

Il est également intéressant de faire une courte parenthèse littéraire et de rappeler que c'est principalement la mémoire déclarative que décrit l'œuvre littéraire bien connue de Marcel Proust, comme l'a finement analysé le neurobiologiste Jean Delacour[17], à propos des « réminiscences » évoquées par l'écrivain. Contrairement à ce qu'on croit habituellement, la contribution de Proust dépasse de beaucoup la mémoire strictement olfactive (l'épisode bien connu de la petite madeleine) puisque, comme le remarque Delacour, il donne d'autres exemples qui n'ont rien d'olfactif : une réminiscence sonore (le son d'une cuillère sur une assiette), une réminiscence tactile (le contact d'une serviette rigide), une réminiscence qui a trait à l'équilibre (le passage sur une étendue de pavés non plane)... L'analyse faite par Proust ne se limite pas à une relation de souvenirs, olfactifs ou autres, mais formule aussi des lois de la mémoire déclarative, en relation avec l'activité cognitive, pensante (Delacour parle de « méta-mémoire »), pour aboutir finalement à une esthétique liée aux souvenirs : « La recréation par la mémoire d'impressions qu'il fallait ensuite approfondir, éclairer, transformer en équivalents d'intelligence, n'était-elle pas une des conditions, presque l'essence même de l'œuvre d'art [18] ? »

D'une manière générale, tous les travaux de psychologie humaine, et quelles que soient les classifications de la mémoire auxquelles ils aboutissent, conduisent finalement à raffiner les catégories et donc à enrichir la mosaïque des différentes mémoires évoquées chez les animaux. Toutes ces considérations montrent en effet que, indépendamment de la façon dont on aborde le problème de la mémoire, on rencontre un ensemble hétéroclite de mémoires assez différentes, une véritable mosaïque de capacités mnésiques.

L'importance de la règle et de la pensée abstraite

Parmi toutes ces étapes évolutives des phénomènes de mémoire, l'une des plus importantes, et que l'on trouve exclusivement, nous l'avons vu, chez les vertébrés à sang chaud (et, peut-être, chez certains mollusques céphalopodes), est celle de la règle abstraite (que l'on peut classer, on vient de le voir, dans la partie sémantique de la mémoire déclarative). C'est en effet l'acquisition de telles règles qui est le support essentiel de la pensée cognitive. Cette capacité à élaborer des règles abstraites rencontre évidemment son apogée chez l'homme.

Mais il faut rappeler ici que de nombreux travaux effectués ces dernières années sur les anthropoïdes comme le chimpanzé ou le gorille, visant notamment à leur apprendre des rudiments ou des prémices du langage[19], montrent que ces capacités sont également très développées chez les primates proches de l'homme. Les anthropoïdes sont également capables d'activités de classement d'objets (selon la forme, selon la couleur…) qui entrent aussi dans la catégorie des règles. À ces règles strictement cognitives, il faudrait sans doute ajouter des règles sociales, dont la part cognitive resterait à déterminer. La plus célèbre est la tendance à la restriction de l'inceste, commune à toute la lignée des primates, depuis les singes – y compris les singes non anthropoïdes – jusqu'à l'homme[20]. Mais, ailleurs que chez les primates, des exemples innombrables d'apprentissages de règles peuvent être mis en évidence chez tous les autres animaux à sang chaud, mammifères et oiseaux[21] et chez les mollusques céphalopodes[22], qui confirment, ici encore, brillamment leur niveau intellectuel très élevé !

Chapitre III

MÉMOIRE ET MOSAÏQUE CÉRÉBRALE

Structures anatomiques et apprentissage

Nous utilisons ici le mot « cerveau » dans son sens usuel et populaire d'ensemble nerveux contenu dans la boîte crânienne. Il faut savoir que ce terme est inexact. En toute rigueur, l'ensemble contenu dans la boîte crânienne s'appelle l'« encéphale » et le cerveau, au sens scientifique, n'en représente qu'une partie : la portion la plus élevée, contenant notamment le cortex cérébral. Le cerveau, dans son sens populaire d'« ensemble de la masse nerveuse contenue dans la boîte crânienne », comporte un grand nombre de structures anatomiques très complexes qu'il n'est évidemment pas question de détailler ici. Cependant, si nous voulons montrer quelles structures du cerveau sont impliquées dans l'apprentissage ou la mémoire, il faut décrire brièvement son anatomie.

Chez l'embryon, le système nerveux se présente comme un tube rempli de liquide céphalo-rachidien. La portion antérieure de ce tube donne le cerveau (au sens

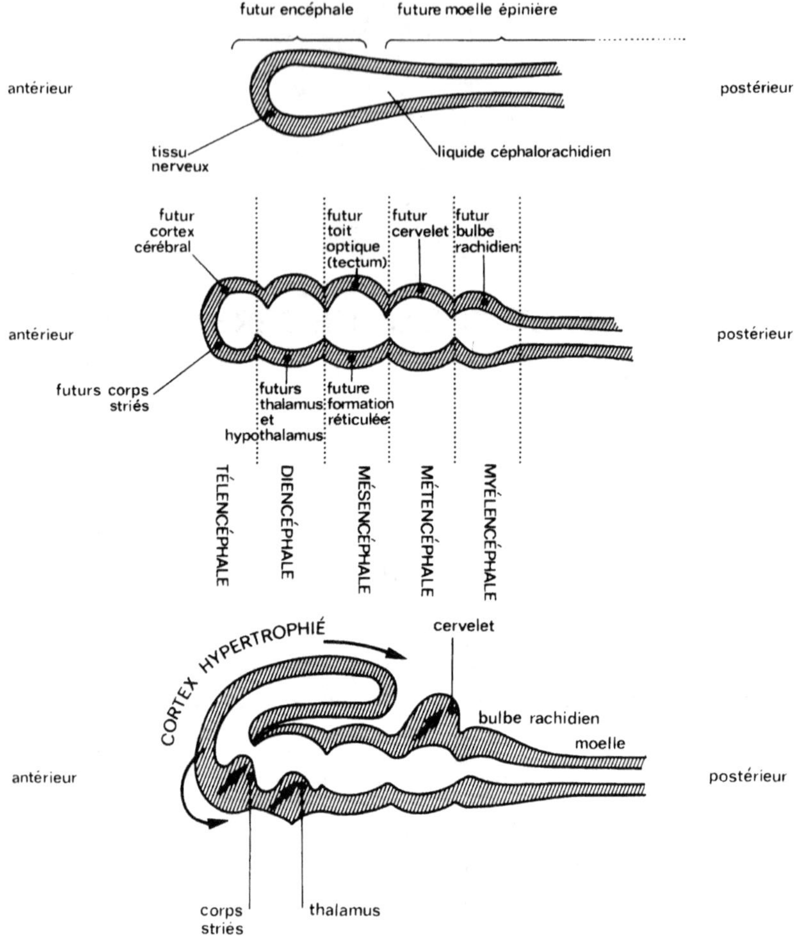

*Figure 9 – Schéma de l'encéphale
montrant les vésicules cérébrales*

L'encéphale apparaît d'abord comme une vésicule unique, qui se subdivise ensuite en cinq vésicules juxtaposées similaires, pour donner finalement, par complexification de ces cinq vésicules de base, l'encéphale que nous connaissons, avec sa partie antérieure appelée « cerveau », comprenant notamment un cortex cérébral hypertrophié qui recouvre les hémisphères cérébraux.

populaire) en se subdivisant d'abord en cinq vésicules (voir figure 9), structure anatomique de la base que l'on retrouve, sans trop de modifications, chez les vertébrés à sang froid comme les poissons ou les amphibiens. Chez les vertébrés à sang chaud, on assiste à un développement prodigieux de la première vésicule par rapport au reste. Chez les mammifères supérieurs, notamment, le cortex cérébral s'hypertrophie – en particulier sa partie appelée « néocortex » – de façon monstrueuse, pourrait-on dire, pour constituer des hémisphères cérébraux qui « enveloppent » d'autres structures comme les corps striés. Chez les mammifères supérieurs et chez l'homme, les hémisphères cérébraux se subdivisent en petits bourrelets appelés « circonvolutions », eux-mêmes regroupés en lobes : lobe frontal, lobe temporal, lobe pariétal, lobe occipital (voir figure 10).

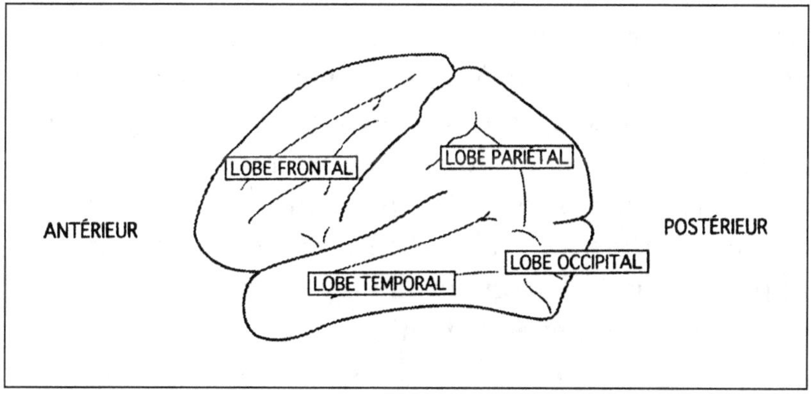

Figure 10 – Schéma de l'hémisphère cérébral gauche

On voit que ses différentes circonvolutions peuvent être groupées en quatre lobes principaux.

À la suite de ce bref rappel sur le cerveau des vertébrés, en ce qui concerne les effets sur l'apprentissage nous limiterons ici notre discussion au cas de ces animaux dont l'espèce humaine fait partie. On peut montrer expérimentalement que certaines parties du cerveau des vertébrés ont une action sur l'apprentissage. Nous citerons notamment la formation réticulée, le thalamus, les corps striés, le système limbique, le cortex préfrontal, les bulbes olfactifs et le cervelet. L'étude du rôle de ces régions se fait principalement par les techniques classiques de la neuro-physiologie : stimulation électrique à l'aide d'une élec-trode implantée dans une région pour en accroître le fonctionnement ou, à l'inverse, lésion de cette région pour en bloquer le fonctionnement.

On sait que la *formation réticulée* intervient dans le contrôle de l'éveil d'un animal ou d'un homme. Si c'est donc cette structure qui nous maintient éveillés, on a pu aussi montrer (travaux de Vincent Bloch et de ses collabo-rateurs en France[1]) qu'une stimulation électrique de la formation réticulée après un essai d'apprentissage, à des intensités trop faibles pour modifier l'éveil de l'animal, pouvait faciliter la rétention ultérieure de cet apprentis-sage en accroissant l'efficacité d'une période qui suit l'apprentissage et qu'on appelle la « phase de consolida-tion ». Divers auteurs ont mis en évidence le rôle des noyaux du *thalamus* dans l'élaboration des réponses motrices dans des situations où intervient la peur. Le groupe de Jean Delacour à Paris a montré que la lésion d'un noyau du thalamus, le noyau réticulaire, conduisait chez le rat à des amnésies spectaculaires des apprentis-sages spatiaux[2]. Certains résultats sont à rapprocher de certaines amnésies humaines (voir plus loin le syndrome de Korsakoff). Situé un peu en dessous, l'*hypothalamus*, a été impliqué par François Durantou à Bordeaux dans l'amélioration des discriminations spatiales [3].

Les *corps striés* jouent un grand rôle dans le contrôle de la motricité. Divers travaux ont montré que les animaux qui présentaient des lésions des corps striés étaient incapables de maîtriser des apprentissages de choix alternés. Contrairement aux sujets normaux, les sujets lésés tendent à persévérer dans le choix d'un même côté.

Le *système limbique* est un ensemble de structures anciennes du cerveau, « anciennes », c'est-à-dire qui existaient déjà dans le cerveau des premiers vertébrés que sont les poissons. Le système limbique comprend notamment les noyaux dits de l'*hippocampe* (l'hippocampe, dont on aura l'occasion de parler plus loin, tire son nom de sa forme en virgule qui fait penser à celle de l'animal marin du même nom, voir figure 11) et de l'*amygdale* (aucun rapport, bien sûr, avec les amygdales que nous avons au fond de la gorge !). Le système limbique intervient dans de multiples activités cérébrales. Il semble, tout d'abord, exercer une action fondamentale dans le contrôle des réponses émotionnelles : rage, peur, joie, etc. Or, par l'intermédiaire de la motivation – ce qui nous pousse à agir – et du renforcement – ce qui nous récompense ou, au contraire, nous punit –, la notion de caractère aversif ou appétitif d'une situation – donc l'aspect de punition ou de récompense qu'on lui associe – joue un rôle essentiel dans l'apprentissage. Si l'on en croit le célèbre neurophysiologiste strasbourgeois Pierre Karli, la stimulation d'une structure limbique agirait essentiellement sur le processus par lequel une signification « appétitive » ou, au contraire, « aversive » s'attache progressivement à un stimulus

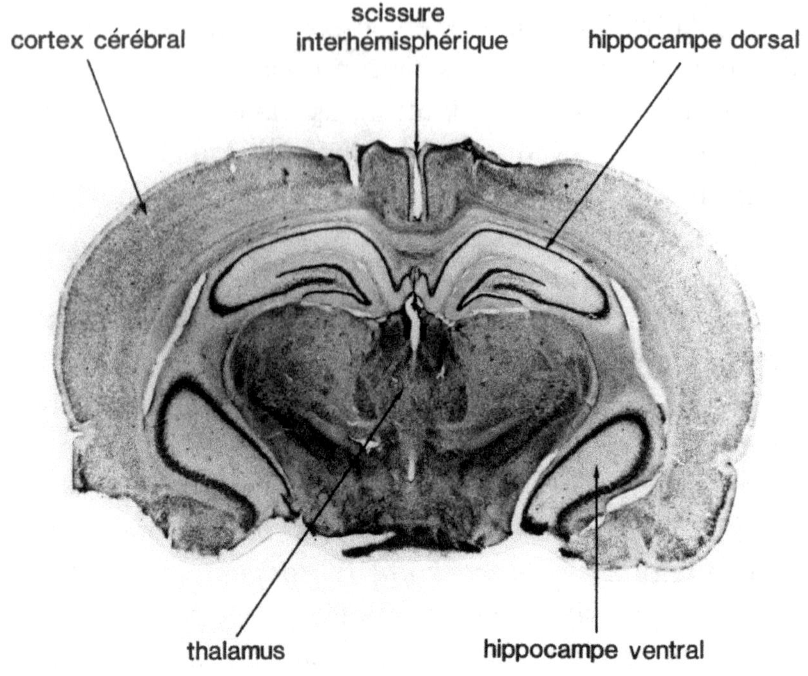

Figure 11 – L'hippocampe

Sur cette photographie d'une coupe de cerveau de rat, on remarquera la forme de l'hippocampe, particulièrement claire sur l'hippocampe dorsal, qui a pu faire penser à l'animal marin du même nom.

initialement neutre. En d'autres termes, le système limbique interviendrait dans le traitement des renforcements. Mais certains résultats suggèrent un rôle beaucoup plus direct du système limbique dans les mécanismes d'apprentissage et de mémoire. Voyons lequel.

En ce qui concerne l'animal, divers auteurs impliquent le système limbique dans le passage d'une mémoire à très court terme à une mémoire à plus long terme.

D'intéressants résultats dans ce domaine ont été apportés par un groupe de Bordeaux dirigé par Bernard Cardo[4]. Ses membres se sont intéressés à certaines souches de souris qui présentent le phénomène dit de « réminiscence » : les animaux qui ont appris une tâche améliorent spontanément leur rétention dans les heures qui suivent l'apprentissage. Il s'agit, en quelque sorte, d'une maturation spontanée de la trace mnésique. La stimulation de l'hippocampe facilite grandement cette maturation.

Ces travaux peuvent être rapprochés de ceux plus récents du groupe de Soumireu-Mourat à Marseille qui montrent que diverses molécules, notamment des hormones, sont capables à la fois de modifier la mémorisation et de moduler le fonctionnement de l'hippocampe, ce qui implique nécessairement celui-ci dans les phénomènes de mémoire. Les travaux de Nicole Neuenschwander El Massioui et Pascale Gisquet-Verrier à Orsay ont permis de montrer que, chez le rat, l'hippocampe intervient dans la mémorisation de « configurations d'ensemble » de stimuli. Si un stimulus est composé de deux éléments (par exemple un son et une lumière), des lésions de l'hippocampe aboutissent à ce que l'animal n'est plus capable de distinguer entre le stimulus composé (son plus lumière) et les stimuli séparés (son *ou* lumière). Ces travaux suggèrent donc un rôle essentiel de l'hippocampe dans l'intégration mnésique d'éléments complexes.

L'action de l'hippocampe peut être estimée, dans certaines lignées de souris, par l'importance de catégories d'éléments nerveux (axones) appelées « fibres moussues » (voir chapitre IV, la définition précise des axones). Les travaux de Wim E. Crusio et de ses collaborateurs ont permis de montrer, dans de nombreux apprentissages, des corrélations nettes entre les aptitudes des animaux et la proportion de fibres moussues hippocampiques, confortant par là le rôle de l'hippocampe dans les phénomènes mnésiques [5]. Bruno Will et ses collaborateurs à Strasbourg ont même pu restaurer, chez des rats ayant des lésions de l'hippocampe, certaines fonctions cognitives et mnésiques par des greffes de tissus limbiques provenant de fœtus de rat d'une quinzaine de jours !

Toujours en ce qui concerne l'hippocampe, mais cette fois dans le cadre d'une analyse anatomique plus détaillée, les travaux de Jean Delacour à Paris ont montré les rôles différents de deux régions de l'hippocampe chez le rat : une première région intervient dans la sensibilisation de l'animal à la tâche qu'on lui apprend, la seconde dans l'acquisition du conditionnement proprement dit. Enfin, également en France, où l'on voit que la recherche a été particulièrement active dans ce domaine, le groupe de Claude Destrade à Bordeaux a pu, avec diverses techniques électriques ou chimiques, montrer la mise en œuvre séquentielle des différents étages du système limbique au cours de la mémorisation. Après celle de l'hippocampe, on assiste à l'activation progressive d'autres zones du système limbique, puis finalement du néocortex cérébral. Ces travaux confirment élégamment le passage obligé des informations par le système limbique avant leur arrivée au néocortex cérébral constituant les hémisphères cérébraux.

En clinique humaine, divers auteurs, comme le neurologue Jean-Louis Signoret à Paris, ont montré que des syndromes amnésiques paraissaient liés à des lésions sélectives de l'hippocampe et de l'amygdale, qui, nous l'avons vu, sont deux noyaux essentiels du système limbique. La plupart de ces amnésies sont dites « de fixation ». Les sujets atteints, capables de mémoriser les événements récents, oublient au bout de quelques minutes ce qu'ils viennent d'apprendre. Ils s'avèrent incapables de stocker à long terme les souvenirs qu'ils viennent d'emmagasiner.

Ces résultats sont à rapprocher d'une maladie très classique des personnes âgées, la maladie d'Alzheimer. Sous la forme la plus marquée, elle aboutit à une sorte de démence sénile. Bien qu'il s'agisse, évidemment, d'une maladie complexe qui touche de nombreux aspects des phénomènes cognitifs, elle affecte clairement des capacités d'apprentissage et de mémorisation.

Parmi les localisations impliquées dans la maladie d'Alzheimer, on trouve, outre un noyau de la base du cerveau (appelé « noyau de Meynert ») et un noyau du tronc cérébral (appelé « *locus coeruleus* ») que nous reverrons plus loin, diverses structures limbiques comme l'hippocampe ou l'amygdale. Le système limbique est un système diffus qui, outre ces structures essentielles que sont l'hippocampe et l'amygdale, inclut de nombreux autres noyaux et, au sens large, peut être étendu à des noyaux plus ventraux comme les *corps mamillaires* ou à des structures corticales comme le *cortex cingulaire.*

Si l'on s'intéresse, non plus au système limbique au sens strict mais à ces noyaux qui sont en relation avec lui, on peut mentionner d'autres types de troubles de la mémoire comme le *syndrome de Korsakoff*, généralement lié à l'alcoolisme et probablement à une carence en vitamine B1, carence produite par l'abus d'alcool. Ici ce sont surtout les corps mamillaires qui sont lésés et les sujets troublés semblent présenter davantage des troubles du *rappel* que des troubles de fixation, c'est-à-dire de la mémorisation.

De ces travaux cliniques, il faut en rapprocher d'autres effectués chez l'animal mais que nous avons tenu à traiter de façon séparée car ils offrent des modèles très séduisants d'interprétation des résultats de la clinique humaine. Daniel Béracochéa, dans le laboratoire de Robert Jaffard à Bordeaux, a pu reproduire chez la souris une intoxication à l'alcool qui ressemble, à beaucoup d'égards, au syndrome de Korsakoff. On observe alors des dégradations cellulaires dans diverses structures de l'encéphale (hippocampe, noyau de Meynert, thalamus...). Ce sont cependant les corps mamillaires qui restent les plus touchés, ce qui confirme ce qui avait été observé chez l'homme. Ici encore, les troubles mnésiques observés semblent affecter essentiellement le rappel. Ces travaux de Daniel Béracochéa concernant les conséquences sur les corps mamillaires d'une intoxication à l'alcool sont à rapprocher de ceux de Susan Sara et de ses collaborateurs à Gif-sur-Yvette. Ceux-ci ont démontré l'existence de troubles mnésiques chez les rats privés de vitamine B1. Or on sait que chez l'homme les conséquences cognitives néfastes de l'alcoolisme sont dues à une action délétère de l'alcool sur la vitamine B1. Quant au cortex cingulaire, Martine Vergnal-Meunier a pu montrer à Bordeaux que sa portion postérieure intervenait dans l'apprentissage de règles simples alors que sa portion antérieure participait à l'apprentissage de règles plus complexes.

En ce qui concerne non plus le syndrome de Korsakoff mais la maladie d'Alzheimer, le groupe de Willy Mayo et Hervé Simon, dans le laboratoire de Michel Le Moal à Bordeaux, a trouvé que, chez le rat, des lésions du noyau équivalant au noyau basal de Meynert humain conduisaient à des déficits spectaculaires à la fois dans l'apprentissage et dans la mémoire. Ces travaux doivent être rapprochés de ceux de Monique Majchrzak et de ses collaborateurs, dans le laboratoire de Bruno Will, à Strasbourg, qui ont également pu montrer qu'un blocage de cette zone cérébrale conduisait à des déficits mnésiques chez le rat. Comme souvent en science, les résultats proviennent donc de la convergence remarquable des travaux de plusieurs équipes et, d'une façon générale, on remarque, à la suite des nombreux exemples qui viennent d'être cités, qu'il s'agit d'une série de travaux où la France occupe une place importante et qui contribuent à étayer les modèles biologiques des maladies humaines : des données trouvées chez l'animal viennent clairement confirmer et étendre des résultats obtenus chez les patients humains.

Le *cortex préfrontal* est la partie la plus antérieure du lobe frontal. Son rôle dans la mémorisation a été mis en évidence, surtout chez le singe, dans des apprentissages de *réponses retardées*. Le principe en est le suivant. Si l'on présente à un animal plusieurs leviers dont un est surmonté d'un voyant lumineux, l'animal apprend facilement à appuyer sur ce levier, signalé à son attention, pour obtenir un renforcement. On peut introduire un délai entre le moment où le voyant indiquant le levier correct s'éteint et celui où l'animal a accès aux leviers : il s'agit alors d'une réponse retardée. L'animal intact se souvient parfaitement de l'endroit où se trouvait le voyant allumé. Un animal dont le cortex a été lésé s'avère en revanche incapable de résoudre le problème. Plutôt qu'en termes d'atteinte directe de la mémoire elle-même, ces résultats ont pu être interprétés comme des troubles de l'attention : l'animal porteur de lésions au niveau préfrontal se laisse distraire par tous les événements qui se situent entre l'extinction du voyant lumineux et son accès aux leviers. Chez le rat, le groupe de Pascale Gisquet-Verrier à Orsay a pu montrer qu'une partie du cortex préfrontal (l'aire prélimbique) semblait jouer un rôle clef dans certains processus d'apprentissage et de mémoire ; selon ces chercheurs, l'action de cette structure dépasserait d'ailleurs, dans ce cas, la simple mise en route de l'attention et toucherait aux mécanismes mêmes de certains conditionnements. Chez l'homme enfin, le groupe du neurologue Bruno Dubois à Paris a pu montrer que, dans les pathologies du cortex préfrontal, il s'agissait d'une difficulté à inhiber les réponses relativement stéréotypées et automatiques et à garder en mémoire, même pendant un délai court (mémoire de travail), les informations apprises. Ces résultats permettent d'étendre à l'homme les données trouvées chez le singe et d'impliquer le cortex préfrontal dans la focalisation de l'attention liée à certains types de mémoire humaine.

Signalons que le cortex préfrontal a été également impliqué, mais d'une manière encore imparfaitement comprise, dans la genèse de ce qu'on appelle les « faux souvenirs », ces impressions troublantes de déjà-vu, ces certitudes fausses (si graves dans certains procès, où, chez des témoins, elles peuvent amener à faire condamner des innocents,) qui montrent que notre mémoire est très loin d'être parfaite, qu'elle peut parfois considérablement se tromper (ou nous tromper)[6]. Enfin, de ces travaux il faut aussi rapprocher ceux du groupe d'Ivan Izquierdo, au

Brésil, sur le rôle de l'amygdale. Ces auteurs ont pu montrer chez le rat que la région basolatérale de l'amygdale a, *en interaction avec le cortex préfrontal et l'hippocampe*, une action importante dans la mémoire de travail [7].

Il existe par ailleurs une portion de cortex cérébral dont on parle peu ; ce sont les *bulbes olfactifs*. Le fait que l'espèce humaine dispose de faibles capacités dans le domaine olfactif, que l'être humain est une sorte de « nain » olfactif, ne doit pas faire oublier le rôle très important de cette modalité sensorielle chez un grand nombre d'animaux et l'existence de mémoires olfactives souvent très élaborées. Les travaux de Rémi Gervais, Anne-Marie Mouly et Nadine Ravel, dans le laboratoire d'André Holley à Lyon, ont permis de mieux comprendre le rôle des différentes étapes du traitement de l'information olfactive dans la mémoire des odeurs chez le rat. L'information serait d'abord traitée par les voies olfactives puis envoyée dans le système limbique – qui reste, nous l'avons vu, un lieu de passage obligé dans beaucoup d'apprentissages – pour être finalement renvoyée dans le bulbe olfactif, qui jouerait donc un rôle à la fois dans la mémoire transitoire (dite encore « mémoire de travail ») et dans la mémoire durable (dite encore « mémoire de référence »).

Enfin le *cervelet*, cette excroissance en forme de chou-fleur située à l'arrière de l'encéphale et dont la fonction primaire est de contrôler toute la motricité inconsciente, a pu être impliqué dans certains phénomènes d'apprentissage. Des souris qui, à la suite de mutation, présentent des altérations congénitales du cervelet, ont des difficultés marquées dans certains apprentissages, comme l'ont montré, en France, les travaux de Jean-Marie Guasta-vino [8]. Ces animaux mutants présentent une rigidité du comportement qui les fait persister dans ces comporte-ments mal adaptés lorsque la situation change, alors que les animaux normaux apprennent très vite à s'adapter.

Peut-on localiser la mémoire ?

La plupart des effets des différentes parties du cerveau sur l'apprentissage sont indirects : les structures agissent sur des phénomènes liés à la mémorisation (attention, motivation), mais pas sur le phénomène mnésique lui-même. Ce n'est cependant pas le cas pour la formation réticulée et le système limbique.

La stimulation de la formation réticulée paraît faci-liter directement la mémoire par la consolidation des apprentissages. Le système limbique semble, outre son contrôle éventuel dans la perception des renforcements, jouer un rôle important dans le passage d'une mémoire immédiate à une mémoire à plus long terme.

Il reste que tous ces effets plus ou moins directs sur la mémorisation ne sont pas nécessairement liés au codage de la trace mnésique, à l'archivage des souvenirs, ce qui nous conduit à poser le problème des lieux de stockage de la mémoire dans le cerveau.

Le célèbre neurophysiologiste américain Karl Spencer Lashley s'était proposé, il y a quelques dizaines d'années, de déterminer, par une série d'ablations de portions du cortex du rat, celles qui auraient pu être le siège de la mémoire. Il sectionna le cortex de toutes les manières possibles. La conclusion de ces travaux fut négative : aucune portion particulière du cortex ne peut être considérée comme le siège de la mémoire et des ablations allant jusqu'à 50 % de la masse du cortex ne perturbent en rien une tâche bien apprise. Des perturbations dans les performances commencent seulement à se produire lorsqu'on enlève plus de 50 % de la masse du cortex, quelle qu'en soit la localisation, ce que Lashley appela « effet de masse ». Il n'existe donc apparemment, selon lui, aucune « bibliothèque centrale » de la mémoire chez les animaux, comparable, par exemple, à ce qu'on appelle la « mémoire centrale » des ordinateurs.

Si aucune portion du cortex n'est le siège clairement délimité de la mémoire, peut-on impliquer l'organisation anatomique du cerveau dans le codage de l'information mémorisée ? Peut-on penser que certaines régions du cerveau, certains ensembles de cellules nerveuses, puissent intervenir d'une façon privilégiée dans certains types de mémoires ? Il paraît certes vraisemblable de penser que l'organisation même des innombrables réseaux nerveux qui constituent le cerveau (et dont l'unité de base, la cellule nerveuse, sera définie au chapitre suivant) a un rôle à jouer dans le codage de la mémoire, mais le détail précis de l'organisation anatomique de ces réseaux reste, aujourd'hui encore, inconnu, et ces considérations demeurent donc quelque peu hypothétiques. En ce qui concerne des régions plus vastes, on peut cependant penser – et les travaux de Gervais, Mouly et Ravel évoqués ci-dessus vont dans ce sens – que certaines aires sensorielles (telles les aires olfactives) jouent un rôle privilégié dans le stockage à plus ou moins long terme des souvenirs afférents à cette modalité sensorielle. De même les travaux récents à Gif-sur-Yvette de Jean-Marc Édeline ont permis de montrer que, chez l'animal, l'expérience sensorielle, par exemple l'expérience auditive sur laquelle a travaillé ce chercheur, aboutissait à des réorganisations spectaculaires des structures cérébrales responsables de l'audition. Des cartes cognitives, liées à des mémoires particulières, pourraient donc avoir des bases anatomiques privilégiées dans certaines régions du cerveau. Mais de nombreuses recherches s'imposent encore pour parvenir à une conception claire d'éventuels « réseaux nerveux » impliqués dans un souvenir particulier et du rôle précis des différentes aires sensorielles dans les différents types de souvenir.

En résumé, si l'on a pu mettre en évidence le rôle de l'organisation anatomique dans l'apprentissage et donc dans la mémorisation, le rôle de cette même structure dans le codage de la mémoire, sans être pourtant exclu, reste encore très mal compris et largement à préciser par les recherches à venir.

Les perspectives de l'imagerie cérébrale

Mais il faut enfin ajouter, pour conclure ce chapitre sur une note relativement optimiste, que les récents progrès de l'imagerie cérébrale chez le sujet humain offrent dans ce domaine des perspectives très prometteuses. On connaît ces techniques d'imagerie qui permettent, par diverses méthodes qu'on ne détaillera pas ici [9], de « visualiser », en temps réel dans le cerveau, les zones les plus actives lors de certaines opérations mentales, donc, en quelque sorte, de « voir » une image du cerveau en train de travailler. D'ores et déjà l'imagerie cérébrale a permis de montrer que les unités fonctionnelles des processus cognitifs de haut niveau sont des *réseaux* d'aires cérébrales et non des aires uniques et isolées.

Ce résultat apparaît comme particulièrement net lorsqu'on s'intéresse, comme le psychologue Olivier Houdé, à la dynamique cérébrale de la mémoire humaine et de l'intelligence, par exemple à la capacité de changer de stratégie de raisonnement, de corriger ses erreurs, dans une situation nouvelle de résolution de problèmes. Les résultats de Houdé indiquent une très nette reconfiguration des réseaux cérébraux, à la fois dans la partie postérieure du cerveau (qui est, par ailleurs, connue pour être impliquée dans la perception) quand les individus font une erreur de raisonnement, aussi bien que dans la partie antérieure (celle que nous avons appelée, plus haut, le « cortex préfrontal »). Ces structures antérieures s'activent notamment lorsque, après un apprentissage d'inhibition, les sujets donnent une réponse logique, conforme à la table de vérité [10].

En même temps, ces résultats montrent, si besoin était, le rapport étroit qui existe, dans le fonctionnement des réseaux cérébraux, entre mémoire et intelligence. Comme le souligne, fort justement, le neurobiologiste Jean-Pierre Changeux [11], l'un des défis actuels des sciences du cerveau est de comprendre *à la fois* l'acquisition des connaissances et la mise à l'épreuve de leur vérité. Il est amusant de rappeler combien ce projet rappelle le projet théorique du célèbre psychologue de l'enfant genevois Jean Piaget, au milieu du XXe siècle. Bien que ce domaine de l'imagerie cérébrale soit encore en pleine gestation et nous réserve, sans doute, bien des surprises, nous conclurons donc sur ces perspectives assez fascinantes, qui dépassent bien sûr la seule question de la biologie de la mémoire et où l'on peut s'attendre, dans les prochaines années, à des découvertes au croisement de la psychologie des apprentissages, notamment chez l'enfant[12] et de l'imagerie cérébrale. Des perspectives qui ouvriraient la voie à une nouvelle psychopédagogie cognitive.

Chapitre IV

MÉMOIRE ET MOSAÏQUE CELLULAIRE

Les neurones

Comme tous les organes du corps, le système nerveux est constitué d'unités appelées « cellules ». Elles appartiennent à deux types différents : les neurones et les cellules, plus petites, de la névroglie. Ces dernières servent au travail chimique du cerveau. Mais le travail « noble », qui permet au cerveau d'enregistrer des éléments issus de l'environnement, de les traiter, de les mémoriser et finalement de produire des réponses, par exemple musculaires, est effectué par les neurones. Attachons-nous donc à ces neurones qui sont les supports du traitement de l'information par le système nerveux [1].

Le système nerveux chez l'être humain est un réseau d'environ cent milliards de neurones interconnectés, dont la figure 12 donne un exemple. Un neurone est une longue cellule comportant, autour d'un corps cellulaire (ou soma) étoilé, des prolongements (dendrites, axone). La fonction principale du neurone est la transmission, toujours dans le sens dendrites-soma-axone, d'une impulsion bioélectrique, qui consiste en une dépolarisation de la membrane et se déplace de proche en proche, un peu comme une onde à la surface d'un étang calme. Ce phénomène est appelé « impulsion nerveuse », et n'est donc, en aucun cas, un courant électrique.

Plus précisément, comme le montre la figure 12, un neurone se compose d'un corps cellulaire (qui comprend un noyau) et de prolongements (dendrites et axone). L'axone, parfois très long, peut se subdiviser en collatérales. Il est souvent entouré d'un manchon composé d'une substance graisseuse appelée « myéline », lui-même contenu dans une enveloppe de petites cellules, cousines des cellules de la névroglie, qui constituent ce qu'on appelle, du nom de son découvreur, la « gaine de Schwann » (voir la figure 12). L'axone se termine par une arborisation qui vient presque au contact du corps cellulaire ou des dendrites d'un autre neurone.

Par des mécanismes qu'on ne développera pas ici, la gaine de myéline permet une accélération de la vitesse de déplacement des impulsions. Lorsque l'impulsion arrive au bout de l'axone (ou d'une de ses bifurcations appelées « collatérales »), dans la zone que l'on appelle « arborisation terminale » (voir figure 12), où se trouve un petit renflement appelé *bouton synaptique* (voir figure 13), elle rencontre donc une rupture entre le neurone où elle se trouve et le suivant, la « synapse ». Pour la franchir, c'est-à-dire pour que l'impulsion, qui vient de circuler le long d'un premier neurone (dit « présynaptique ») puisse passer sur un second neurone (dit « postsynaptique ») (voir figure 14), il faut qu'un mécanisme permette le transfert de l'impulsion par la synapse. L'impulsion est un peu

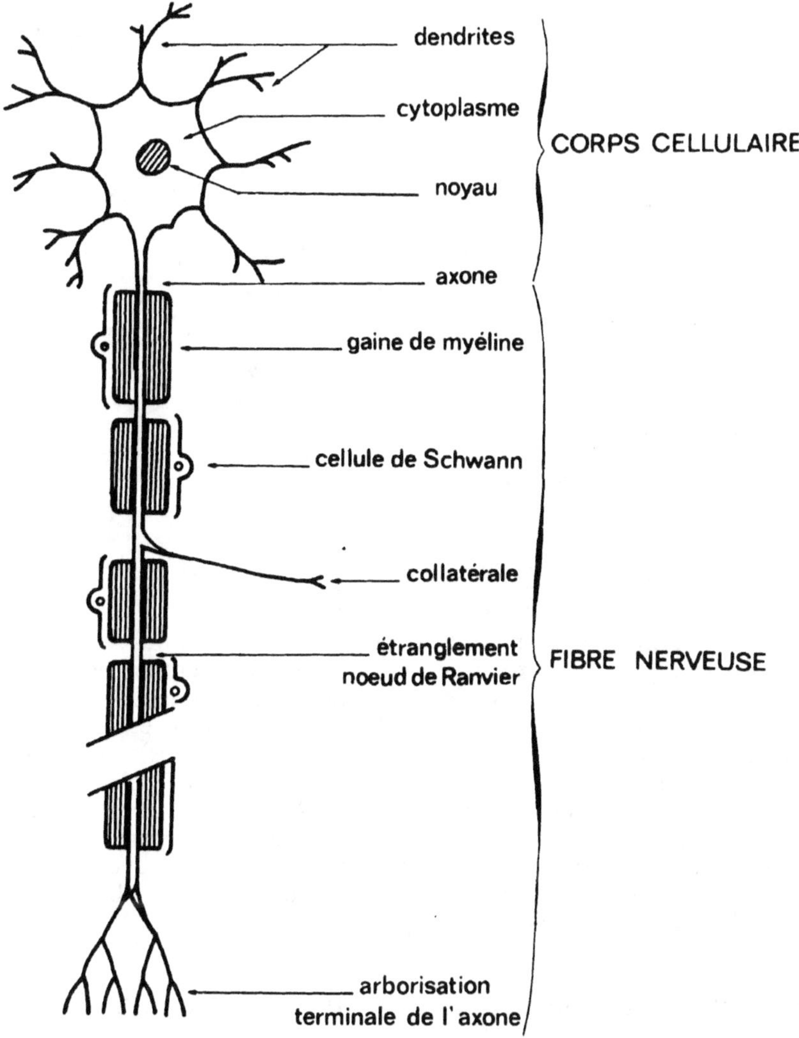

Figure 12 – Schéma d'une cellule nerveuse ou neurone

comme un messager qui arriverait au bord d'une rivière et qui, pour aller porter son message à l'autre rive, devrait emprunter la barque d'un passeur. Ici, dans l'écrasante

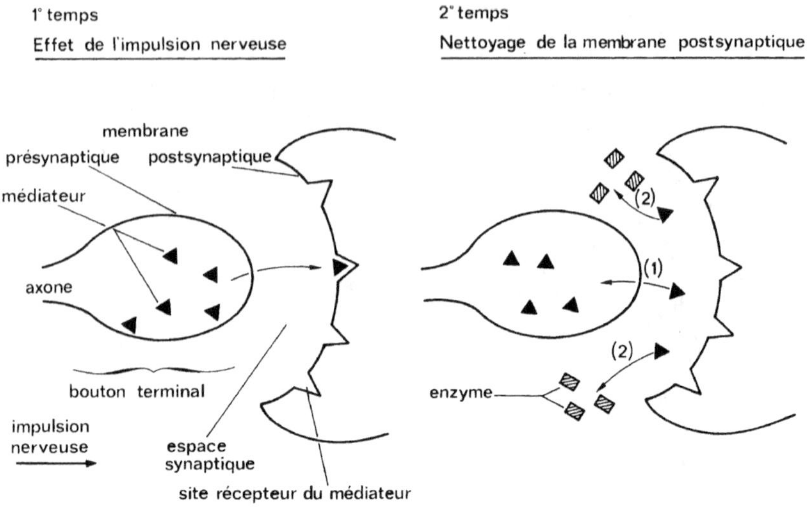

Figure 13 – Schéma d'une synapse excitatrice

La jonction entre deux cellules nerveuses ou neurones se fait par de telles synapses, où l'axone du premier neurone vient s'achever en « bouton terminal ». À l'arrivée de l'impulsion nerveuse, une substance (le médiateur) est sécrétée par le premier neurone et va exciter les sites récepteurs du neurone suivant (premier temps). Pour que l'excitation ne dure pas en permanence, le médiateur est ensuite (deuxième temps), soit récupéré par le premier neurone (1), soit détruit sur place par des enzymes (2). Il existe aussi des synapses inhibitrices, où la sécrétion du médiateur par le premier neurone conduit non pas à une excitation du neurone suivant, mais à une inhibition qui empêche d'autres impulsions de se propager.

majorité des cas, le passeur est chimique, c'est-à-dire qu'à l'arrivée de l'impulsion le neurone présynaptique libère dans l'espace de la synapse une substance particulière, appelée « médiateur excitateur », capable de migrer dans l'espace synaptique et d'aller se fixer sur des récepteurs spécifiques du neurone suivant (neurone postsynaptique).

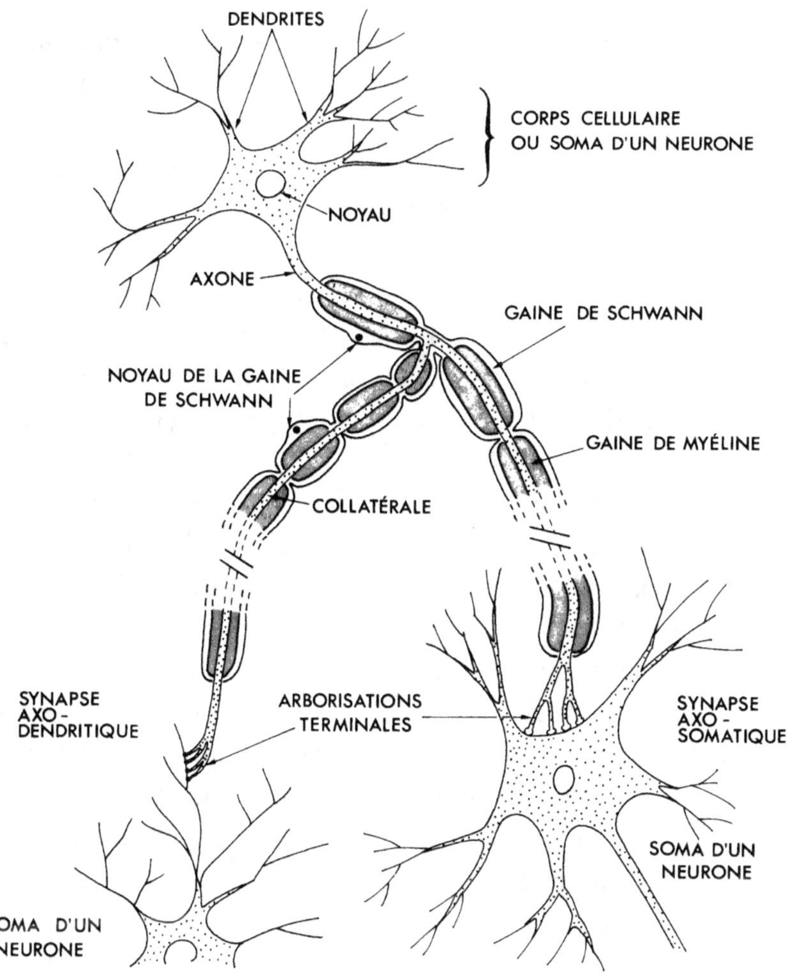

*Figure 14 – Schéma des connexions d'un neurone
avec les neurones suivants*

Un neurone peut être ainsi connecté avec des milliers d'autres neurones.

Cette fixation sur les récepteurs entraîne l'apparition, sur le neurone suivant, d'une nouvelle onde de dépolarisation ou impulsion nerveuse qui se propage jusqu'aux synapses suivantes. Et ainsi de suite : l'impulsion se déplace ainsi, de proche en proche, le long des chaînes de neurones.

Retenons ici le rôle essentiel de ces médiateurs chimiques, sur lequel nous serons amenés à revenir à plusieurs reprises dans cet ouvrage. Alors que le neurone se comporte durant le passage de l'impulsion comme une sorte de câble passif (c'est-à-dire qu'une fois déclenchée sur les dendrites, l'impulsion se déplace passivement vers l'axone, de la même manière qu'une ride formée sur la surface d'un étang se propage passivement si elle ne rencontre pas d'obstacle), une participation beaucoup plus active du neurone et de l'ensemble du corps est sollicitée lors du passage de cet obstacle que constitue la synapse. Si, pour une raison chimique quelconque, qui peut venir de l'état du neurone présynaptique aussi bien que de l'environnement chimique dans la synapse où elle doit s'effectuer, la sécrétion de médiateur excitateur ne peut s'effectuer en quantité suffisante, l'impulsion ne se transmet pas au neurone suivant (postsynaptique). Dans de telles conditions, le message reste pour ainsi dire « bloqué » dans le neurone présynaptique.

Compliquons un peu le modèle qui vient d'être exposé. Il existe, selon les synapses, plusieurs dizaines de médiateurs différents. Certains, comme la *noradrénaline* ou l'*acétylcholine*, sont des médiateurs excitateurs. Ils correspondent donc à ce qui vient d'être décrit à l'instant, c'est-à-dire qu'ils vont provoquer, en agissant sur des récepteurs qui leur correspondent dans le neurone postsynaptique, de nouvelles impulsions bioélectriques, et l'activité nerveuse va pouvoir se propager ainsi un peu plus loin. Ces médiateurs excitateurs agissent sur leurs récepteurs postsynaptiques, un peu comme une clef dans une serrure. Mais il existe aussi une autre sorte de médiateurs appelés « médiateurs inhibiteurs », qui, en agissant aussi sur des récepteurs postsynaptiques qui leur sont spécifiques, vont mettre le neurone postsynaptique dans un état peu excitable et y empêcher au contraire la mise en route d'impulsions par les messages excitateurs venant d'autres neurones. Ces médiateurs inhibiteurs vont donc jouer, dans le système nerveux, le rôle de freins puissants. Nous y reviendrons. Parmi ces médiateurs inhibiteurs, le plus important est le GABA, mais on peut aussi mentionner la « glycine » ou les « endorphines », véritables équivalents (avec quelques différences) de la morphine, sécrétés par le cerveau et responsables de l'inhibition des sensations douloureuses.

Une fois que le médiateur a effectué son action, il importe qu'il disparaisse afin qu'une nouvelle impulsion qui parviendrait ensuite à la même synapse puisse, à nouveau, produire le même effet. Comme le montre la figure 13, dans un deuxième temps, le médiateur peut être soit détruit par des enzymes, soit récupéré par le bouton synaptique terminal pour resservir ultérieurement. Ce phénomène, connu sous le nom de « recapture » permet à l'organisme une économie considérable puisque, au lieu d'être détruite, la même substance ressert plusieurs fois de suite.

On connaît de nombreuses substances qui ou bien ressemblent à des médiateurs ou bien modifient leur sécrétion. De telles substances ont une action sur le fonctionnement du système nerveux et par suite sur notre état mental. On les appelle *substances psychotropes*. Nous en donnerons un seul exemple concernant ces morphines du cerveau que sont les endorphines.

Ces endorphines ont une durée de vie assez brève, de l'ordre de quelques minutes. Mais on sait que la *morphine* elle-même, issue du pavot, qui se fixe dans les sites récepteurs des endorphines dans le cerveau n'en bouge plus pendant plusieurs heures. La morphine du pavot se comporte comme une mauvaise clef qui se bloque dans une serrure. Du coup son action contre la douleur devient très puissante et prolongée. Mais en même temps l'organisme s'habitue à ce que les récepteurs soient stimulés en permanence et, lorsque la morphine disparaît, il se trouve « en manque ». D'où le très grave phénomène de dépendance qui rend la morphine particulièrement dangereuse puisqu'on sait qu'un drogué est prêt à tout pour assouvir son besoin.

Quant aux médiateurs, nous reviendrons sur eux un peu plus tard, dans le chapitre consacré à la chimie du cerveau. Retenons donc finalement que le neurone a une double fonction : transfert d'impulsions nerveuses entre les dendrites et l'arborisation terminale, sécrétion de médiateur à la synapse.

L'activité électrique cérébrale

Les neurones constituent donc des réseaux et des chaînes innombrables où circulent en permanence des impulsions bioélectriques. Il en résulte des activités bioélectriques « pluricellulaires », découlant de l'activité globale de nombreux neurones et que l'on peut enregistrer à l'intérieur de certains noyaux du cerveau. Il en résulte aussi une activité électrique globale que l'on peut enregistrer en mettant des électrodes sur le cerveau ou simplement sur le crâne. C'est l'*électroencéphalogramme* (EEG).

Bien sûr, dans ce fourmillement d'impulsions qui circulent à tout moment le long des voies nerveuses, on ne peut savoir avec précision celles qui déterminent les divers éléments de l'électroencéphalogramme. Mais on peut noter, selon les périodes de la journée, des modifications de l'EEG. Ainsi lorsque nous sommes éveillés, notre EEG est constitué de petites ondes rapides. Lorsque nous nous mettons à dormir, les ondes deviennent plus lentes et plus amples. C'est ce que l'on appelle justement le « sommeil à ondes lentes » et qui constitue les quatre cinquièmes de la durée du sommeil. Il existe enfin, à l'intérieur même du sommeil, des périodes particulières, où, bien que nous dormions à poings fermés, notre électroencéphalogramme présente de petites ondes rapides comparables à celles qui existent dans l'éveil ! D'où le nom de « sommeil paradoxal » donné à ces phases. Plusieurs auteurs, notamment le neurobiologiste français Michel Jouvet de Lyon qui les a beaucoup étudiées, les associent au phénomène psychologique du rêve [2].

Bien entendu, l'étude de l'électroencéphalogramme est importante dans d'autres cas. Elle permet notamment une analyse de nombreux phénomènes pathologiques du système nerveux que nous ne développerons pas ici.

*L'apport des découvertes sur une limace de mer,
l'aplysie*

L'étude du rôle dans l'apprentissage de chaînes relativement simples de quelques neurones a été rendue possible par l'utilisation d'animaux beaucoup plus simples dont le système nerveux ne comprend qu'un petit nombre de neurones. Un animal notamment a été particulièrement étudié, une limace de mer appelée « aplysie » (voir figure 15), qui offre de nombreux avantages pour l'étude des phénomènes de mémoire. Tout d'abord son système nerveux comprend un nombre bien moindre de neurones (quelque vingt mille pour quelques dizaines de milliards chez l'homme). Pour un comportement donné, on peut donc assez facilement repérer les chaînes de neurones impliquées. Ensuite, ces neurones sont presque cent fois plus gros que ceux des mammifères, d'où une mise en évidence beaucoup plus facile. Certains des neurones de l'aplysie sont même parmi les plus gros connus et leur diamètre peut atteindre un millimètre. C'est la raison pour laquelle, à la suite des travaux effectués en France par Jan Bruner et Ladislav Tauc[3], des chercheurs groupés autour d'Eric Kandel à New York[4] ont choisi cet animal pour l'étude biologique de la mémoire.

L'aplysie possède un tégument appelé « manteau » qui recouvre une cavité où se trouvent les branchies. Lorsque le manteau reçoit un attouchement, les branchies se rétractent : c'est un réflexe destiné à les protéger. Mais, dans la vie courante, l'aplysie apprend à ne pas répondre à tous les attouchements. Notamment, elle s'habitue à ne pas répondre aux attouchements qui ne

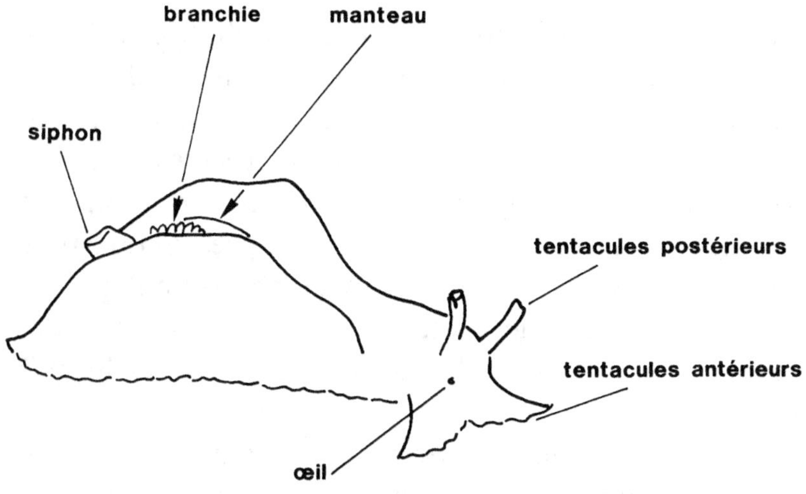

Figure 15 – Une aplysie

Cette sorte de limace de mer a servi à de nombreuses études sur les bases cellulaires de la mémoire, particulièrement en ce qui concerne les mécanismes de l'habituation et des conditionnements.

présentent aucun danger. En d'autres termes, une habituation à certains stimuli peut se développer dans cette réponse de retrait des branchies.

Inversement on peut, dans certaines conditions, produire l'inverse de l'habituation, ce qu'on appelle une *sensibilisation*. Si, par exemple, on envoie une décharge électrique sur la tête de l'animal, celui-ci va se déshabituer pendant plusieurs heures, c'est-à-dire que le moindre attouchement du manteau produira, pendant plusieurs heures, la réponse de retrait de branchies. Ces deux modèles d'apprentissage très simples, l'habituation et la sensibilisation, ont permis à divers auteurs, dont Eric Kandel et son groupe, d'analyser, sur les chaînes de neurones de l'aplysie, ce qui se passait dans le détail.

L'habituation, tout d'abord, est liée à une chute de calcium libre dans les boutons synaptiques, elle-même due à un ralentissement de l'entrée du calcium extérieur à la cellule. Ces phénomènes complexes impliquent sans doute des modifications telle une réduction dans la libération d'un médiateur (d'ailleurs inconnu) des synapses en question. Ils impliquent également des changements durables d'une classe particulière de molécules de la membrane des neurones. Les effets d'habituation peuvent durer jusqu'à plusieurs jours.

La sensibilisation résulterait de mécanismes inverses, c'est-à-dire d'un accroissement, pendant plusieurs heures, de la libération du médiateur aux synapses lorsqu'un attouchement se produit. Une seule stimulation de la tête suffit à produire cette réaction – par l'intermédiaire d'autres neurones issus de la tête et qui viennent faire synapse avec les neurones responsables du retrait des branchies.

Il faut remarquer que cette convergence de deux chaînes de neurones (l'une issue de la tête, l'autre du manteau) et qui, toutes deux, aboutissent à une modification de la réponse de retrait des branchies, fait songer aux convergences que l'on trouve dans d'autres phénomènes d'apprentissage, par exemple les conditionnements. Dans ces derniers, la chaîne de neurones sensibles au stimulus conditionnel et la chaîne de neurones sensibles au stimulus inconditionnel convergent, après l'apprentissage, sur les (mêmes) neurones responsables de la réponse.

À la suite des recherches pionnières de Takeshi Shimahara et Ladislav Tauc à Gif-sur-Yvette, on connaît le détail des mécanismes qui interviennent dans la sensibilisation. Il s'agit d'une cascade de réactions fort complexes que nous schématiserons très succinctement.

On trouve, à l'inverse de ce que nous avions vu dans l'habituation, un accroissement de calcium dans les boutons synaptiques, lui-même dû à une entrée de calcium dans la cellule. L'action des neurones venant de la tête se manifesterait par la libération d'un médiateur qui, lui, est connu : la *sérotonine*. Ce médiateur accroîtrait à son tour le taux d'une molécule appelée *AMP-cyclique* dans les neurones provenant du manteau et c'est cet accroissement d'AMP-cyclique qui serait responsable de l'entrée du calcium.

Ici encore ces mécanismes impliquent des changements durables dans des molécules de la membrane, responsables des échanges de substances (notamment du potassium) entre le neurone et son environnement. Cette cascade de réactions chimiques a pour conséquence finale une amélioration de l'efficacité des synapses et finalement l'accroissement prolongé du phénomène bioélectrique. Prolongé, mais cependant limité dans le temps à quelques heures.

Selon le groupe d'Eric Kandel, si l'on répète sur la tête la stimulation responsable de la sensibilisation, on peut obtenir des phénomènes de durée encore plus longue qui ont pour siège une augmentation de la proportion des zones actives dans les terminaisons des neurones. C'est donc non seulement le contenu chimique, mais également la morphologie des cellules nerveuses qui changeraient durant ces phénomènes de mémoire à plus long terme, avec cependant les mêmes conséquences : une augmentation de la libération du médiateur et par la suite de l'action des impulsions dans les neurones responsables de la réponse.

Divers travaux ont cherché à étendre ces résultats obtenus sur l'habituation et la sensibilisation chez l'aplysie à d'autres apprentissages et à d'autres animaux. C'est ainsi que Daniel Alkon et son groupe aux États-Unis ont pu montrer qu'un conditionnement chez un autre mollusque marin était dû à une modification durable de l'efficacité de certaines synapses. De même divers travaux sur l'habituation de l'écrevisse[5] suggèrent l'existence probable de mécanismes semblables à ceux découverts chez l'aplysie.

Nous n'insisterons pas outre mesure sur ces travaux, très intéressants, mais en pleine évolution. Ils montrent, en tout cas, que cette voie de recherche offre des perspectives extrêmement prometteuses pour la compréhension des bases cellulaires de la mémoire chez des animaux (relativement) simples.

*Des phénomènes cellulaires de longue durée
dans le cerveau des vertébrés*

Mais l'aplysie n'est pas le seul animal chez qui on a pu trouver des bases cellulaires de la mémoire. Après avoir étudié cet animal relativement simple, les chercheurs se sont intéressés à d'autres phénomènes cellulaires chez les vertébrés comme l'animal classique de laboratoire qu'est le rat blanc. Bien sûr, du fait de la grande complexité du cerveau des vertébrés, l'analyse n'a pu aller aussi loin que chez l'aplysie, mais un phénomène important a été étudié et décrit, la potentialisation à long terme.

La *potentialisation à long terme* est une facilitation de l'activité des synapses qui se développe après la stimulation répétée de certains neurones. C'est donc un phénomène obtenu expérimentalement au laboratoire. Mais il se pourrait que des phénomènes semblables puissent rendre compte de certains aspects des bases de la mémoire chez les animaux supérieurs. C'est la thèse notamment défendue en France par Serge Laroche et Vincent Bloch [6]. Ainsi de nombreux arguments permettent de rapprocher la potentialisation à long terme des phénomènes de mémoire.

Tout d'abord, les effets de facilitation de l'activité des synapses peuvent être mis en évidence dans la région de l'hippocampe dont nous avons vu plus haut le rôle dans la mémoire. Ils sont de durée relativement longue, de l'ordre de jours ou de semaines, sans pour autant devenir permanents. Ils peuvent être produits, expérimentalement, par des ensembles d'impulsions bioélectriques qui ressemblent beaucoup aux ensembles d'impulsions qui se produisent naturellement dans l'hippocampe.

Ensuite, pour se développer correctement, la potentialisation à long terme suppose l'excitation simultanée de plusieurs voies nerveuses qui vont rester « potentialisées ». Il s'agit d'une convergence de voies qui ressemble à ce qu'on peut imaginer pour les réflexes conditionnés où les chaînes de neurones porteuses du stimulus conditionnel et celles porteuses du stimulus inconditionnel doivent être excitées en même temps et « convergent » pour produire finalement la même réponse, comme la salivation dans le cas du chien de Pavlov. Nous avions également rencontré de telles convergences dans les travaux d'Eric Kandel où, par exemple, une stimulation de la tête de l'aplysie venait agir sur une autre chaîne de neurones responsables du retrait des branchies lors d'un attouchement et provoquait une sensibilisation.

En ce qui concerne la potentialisation à long terme, divers travaux récents ont même montré que les rapports entre ce phénomène de laboratoire et les phénomènes de mémoire étaient encore plus poussés. Ainsi Serge Laroche et Vincent Bloch ont montré que la stimulation de la formation réticulée, dont nous avons vu plus haut le rôle facilitateur dans l'apprentissage, facilitait aussi, dans les mêmes conditions, la potentialisation à long terme. À l'inverse, des drogues qui, sans perturber la transmission synaptique, empêchent les synapses de se potentialiser et les rendent ainsi non modifiables, provoquent des déficits considérables de certains apprentissages. D'autres recherches ont mis en évidence des changements durables des synapses de l'hippocampe après un apprentissage. Par exemple, un épaississement de certaines régions des dendrites (*épines dendritiques*) peut être trouvé dans l'hippocampe des souris aussi bien après un conditionnement classique qu'après une potentialisation à long terme. De même, l'activité de certains médiateurs très abondants dans les synapses de l'hippocampe – tel l'acide glutamique – est accrue aussi bien par le conditionnement que par la potentialisation à long terme. Enfin, des travaux récents de Valérie Doyère et de Serge Laroche indiquent que l'évolution dans le temps des modifications synaptiques peut avoir des conséquences importantes sur la conservation du souvenir ou son oubli. De telles similarités semblent aller jusqu'aux mécanismes les plus élémentaires. Comme nous avons vu le rôle possible du calcium pour l'aplysie, une implication du calcium a aussi été suggérée chez les vertébrés par les travaux récents de Silva et de ses collaborateurs aux États-Unis [7]. Ces auteurs trouvent qu'une enzyme améliore le transfert du calcium dans les neurones de l'hippocampe et accroît leur activité. Un blocage par des méthodes génétiques de l'activité de cette enzyme réduit à la fois la potentialisation à long terme et les aptitudes à certains apprentissages.

Certes des controverses persistent encore entre spécialistes et toutes les expériences ne donnent pas des résultats aussi nets que ceux que nous venons d'évoquer. Mais il reste que la potentialisation à long terme est un bon modèle pour l'interprétation des bases cellulaires de l'apprentissage et de la mémoire dans l'hippocampe, voire peut-être ailleurs dans le cerveau, puisque des phénomènes similaires ont maintenant été découverts dans de nombreuses régions du néocortex cérébral.

Ces phénomènes de potentialisation à long terme mettent aussi en jeu des processus chimiques qui seront décrits ultérieurement.

Autres activités bioélectriques

Comme nous l'avons vu, il existe dans le cerveau, outre des impulsions nerveuses circulant le long des chaînes de neurones, des événements plus globaux qui représentent, en quelque sorte, des sommes d'impulsions, comme l'électroencéphalogramme (EEG). Des corrélations ont été trouvées entre certaines modifications de l'électroencéphalogramme et les phénomènes mnésiques. Nous en citerons trois exemples : la modification des potentiels évoqués, le tracé du sommeil paradoxal et le rythme thêta hippocampique.

Durant la veille l'électroencéphalogramme présente une allure générale semblable quel que soit l'endroit du cerveau à proximité duquel sont placées les électrodes. Mais si, par exemple, on envoie un flash dans les yeux d'un sujet, on assiste à une stimulation assez forte de la rétine de l'œil, d'où une grande quantité d'impulsions bioélectriques dans le nerf optique et finalement dans la zone visuelle du cerveau (qui se trouve à l'arrière, vers l'occiput) l'apparition d'une onde plus ample qui se démarque des petites ondes rapides du tracé EEG normal. Cette onde plus ample, qui traduit en quelque sorte l'arrivée des impulsions du nerf optique, est le *potentiel évoqué*, évoqué ici par le flash lumineux.

On peut montrer que si l'on rend le sujet attentif au flash, le potentiel évoqué est nettement plus marqué sur l'électroencéphalogramme. Au contraire, si l'on distrait le sujet au moment du flash, le potentiel évoqué devient plus petit. Nous avons là, en somme, un corrélat bioélectrique de l'attention. Il ne s'agit pas de mémorisation au sens strict, mais d'un phénomène qui lui est fortement lié puisque l'attention conditionne largement l'apprentissage.

Comme on le sait, le *sommeil paradoxal* est une partie du sommeil durant laquelle le tracé électroencéphalographique présente une activité rapide proche de celle de la veille (d'où le nom de « paradoxal » donné à cette période). Divers auteurs ont montré qu'une privation de sommeil paradoxal chez l'animal perturbait l'apprentissage. Parallèlement, Vincent Bloch, Élisabeth Hennevin et Pierre Leconte ont découvert qu'un apprentissage était suivi, chez l'animal, par un accroissement de la durée du sommeil paradoxal [8]. Des résultats similaires ont été retrouvés par la suite chez le nourrisson humain, puis étendus à l'homme adulte par le groupe de Pierre Leconte. Plus récemment, Bernard Hars, Élisabeth Hennevin et Catherine Maho, au

CNRS à Gif-sur-Yvette, ont analysé avec précision la manière dont le sommeil paradoxal intervient dans la mémorisation. En manipulant, pendant le sommeil paradoxal du rat, des informations en mémoire, ces auteurs ont montré clairement qu'il s'agissait bien de périodes de retraitement des données accumulées durant la veille précédente [9]. Tous ces travaux confirment que l'organisme endormi n'est pas plongé dans le silence, mais que son cerveau est le siège d'une intense activité cognitive.

Les phases de sommeil paradoxal apparaissent donc comme des phases de retraitement des données accumulées durant la veille précédente. Elles sont donc très importantes et, bien sûr, se manifestent de bien d'autres manières que par cette activité bioélectrique particulière. Nous aurons à en reparler.

L'activité bioélectrique thêta (θ) enfin est un rythme relativement lent, de trois à douze cycles par seconde, très régulier, que l'on peut observer dans l'hippocampe. En fait, il n'y apparaît que dans deux cas : durant le sommeil paradoxal et durant certains épisodes de veille attentive. Selon certains auteurs, et notamment le neurobiologiste hongrois Endre Grastyan, le rythme thêta n'apparaîtrait que lorsque l'animal effectue un effort d'investigation en début d'apprentissage. Cette interprétation reste cependant controversée. On voit, en tout cas, que plusieurs événements bioélectriques peuvent être corrélés avec les phénomènes mnésiques.

Activité bioélectrique et codage de la mémoire

Nous avons, dans le courant de ce chapitre, montré l'existence de nombreux phénomènes bioélectriques, fruits de l'activité des neurones et qui paraissent corrélés avec l'apprentissage et la mémorisation. Il reste à se demander si l'activité bioélectrique peut jouer un rôle dans le codage de la mémoire, si l'organisation particulière des trains d'impulsions le long des voies nerveuses peut servir de modes de codage aux différents éléments mémorisés.

On sait, depuis les travaux du célèbre neurobiologiste anglais (et prix Nobel) Edgar Douglas Adrian, au début du XXᵉ siècle, qu'un code bioélectrique existe au niveau des récepteurs sensoriels périphériques : la fréquence des impulsions nerveuses est rigoureusement liée à l'intensité de la stimulation. Connaître l'une, c'est connaître l'autre, et c'est en ce sens qu'on a pu parler de code : l'intensité des stimulations se traduit par une fréquence d'impulsions. Il paraît logique d'admettre l'existence des codes bioélectriques également au niveau central, au moins pour la mémoire qui suit immédiatement l'acquisition d'informations, la mémoire à très court terme. En effet, c'est sous forme bioélectrique que l'information parvient au cerveau ; il paraît donc vraisemblable qu'elle reste sous cette forme pendant les premiers instants de son traitement. Comme le formule Vincent Bloch : « Il est (...) permis de penser qu'une circulation des trains d'influx dans les réseaux nerveux persiste un certain temps après le stimulus qui l'a déclenchée. » Ces impulsions circulent le long de boucles nerveuses qualifiées de *circuits réverbérants* (par Lorente de No) ou de *métacircuits* (par Barbizet) et constitueraient ce qu'on a aussi appelé un « engramme dynamique » de la mémoire.

Mais divers arguments expérimentaux montrent que cette phase de mémoire ne peut être que de courte durée. Si l'on fait agir, sur le cerveau de l'animal qui vient d'apprendre, divers traitements perturbateurs dont le plus connu est l'électrochoc, tout se passe comme si ces traitements produisaient une amnésie de ce que l'animal venait d'apprendre. Mais cette possibilité d'effacer une information juste acquise est de courte durée : les mêmes traitements perturbateurs appliqués quelques minutes plus tard sont sans effet.

On peut donc vraisemblablement penser que la mémoire portée par un code bioélectrique existe, mais qu'elle dure peu. Elle constitue une phase durant laquelle la trace mnésique est labile et peut être aisément effacée. Elle est suivie par une phase où la mémoire est stable, puis « consolidée », et qui doit être d'une autre nature.

De cette phase prolongée et plus stable, nous avons vu deux modèles proposés par les chercheurs : la modification de l'activité des neurones, comme ce qui a été trouvé chez l'aplysie, et la potentialisation à long terme, telle qu'elle a été décrite dans l'hippocampe des rongeurs. Il reste que ces deux phénomènes (d'ailleurs assez proches l'un de l'autre en ce sens qu'ils traduisent un accroissement durable de l'activité de certains neurones), pour prometteurs qu'ils soient, ne peuvent évidemment rendre compte de toutes les finesses du codage de la mémoire à long terme. C'est pourquoi de nombreux auteurs ont fait appel, pour expliquer cette dernière, à des processus chimiques que nous allons aborder dans le chapitre suivant.

Chapitre V

MÉMOIRE ET MOSAÏQUE MOLÉCULAIRE

La neurochimie est une partie des neurosciences dont l'objet est d'analyser la structure et de comprendre le métabolisme des molécules qui composent le système nerveux central. C'est d'abord une démarche purement analytique dont le but est de connaître la composition chimique et les interactions entre les molécules dans cet ensemble particulièrement complexe qu'est le système nerveux.

Elle a ensuite étendu son champ d'investigation à des domaines plus proches de la « pensée », des domaines qu'on appelle « psychophysiologiques ». La psychophysiologie c'est, littéralement, l'étude des bases physiologiques du psychisme [1]. Il en résulte que, dans ce domaine, la neurochimie vise à savoir si des molécules du système nerveux central peuvent jouer un rôle particulier dans certaines fonctions du psychisme. C'est dans cet esprit que l'on peut parler de la « neurochimie des processus mnésiques ».

Sur le plan historique, on peut regrouper les différentes étapes de ces recherches en deux grandes périodes. La première période dérive directement des succès de la biologie moléculaire. Ceux-ci avaient permis, on le sait, de montrer que l'information innée, celle qui détermine les caractères héréditaires comme la couleur des yeux ou la forme du nez était codée dans des molécules. Plus exactement dans de grosses molécules contenues dans les chromosomes du noyau cellulaire. Leur sigle, « ADN », qui signifie « acide désoxyribonucléique » est devenu très commun depuis que ces molécules sont, par exemple, utilisées dans la recherche de paternité ou dans les enquêtes policières concernant les viols. À la suite de ces découvertes, les chercheurs ont voulu trouver, de la même manière et sans doute de façon trop ambitieuse, des bases chimiques de l'information acquise lors de la mémorisation. Toujours de la même manière, ils les ont cherchées dans de grosses molécules du cerveau, les « ARN » (acides ribonucléiques, voisins des ADN), ou les protéines. Tous les travaux de cette période visent donc à la mise en évidence ambitieuse d'un *codage de la mémoire* dans les macromolécules du cerveau[2].

L'échec relatif de ces tentatives, pour des raisons qui seront apparentes dans un instant, a conduit à des recherches beaucoup plus modestes, mais peut-être plus fructueuses. Les travaux de cette seconde période visent à trouver dans les nombreuses molécules du cerveau des *corrélats chimiques des phénomènes de mémoire*[3]. Il n'est plus question, dès lors, de trouver une trace du codage de la mémoire, mais seulement des molécules qui ont « quelque chose à voir » avec le travail qu'effectue le cerveau quand il mémorise. En d'autres termes, alors que les recherches de la première période visaient à déchiffrer une « bibliothèque des souvenirs », ceux de la seconde période ne visent qu'à connaître les entrées, les sorties, voire les couloirs de la bibliothèque !

Acides nucléiques, protéines, médiateurs

Avant de résumer brièvement les résultats de ces deux grandes périodes, rappelons, en quelques mots et de manière aussi simple que possible, les principales molécules dont il va être question.

Les acides nucléiques, d'abord, qui, comme leur nom l'indique, sont des acides du noyau (nucleus) de la cellule. Le plus célèbre est justement l'ADN. C'est une très longue molécule qui ressemble à une échelle tordue en vrille. Elle porte un code (le code génétique), c'est-à-dire que les motifs qui la composent se présentent dans un ordre déterminé, caractéristique d'une espèce, à l'intérieur d'une espèce, caractéristique d'un individu particulier. Ainsi, chaque animal, et chacun d'entre nous, est défini par un agencement particulier (et unique) de son ADN. C'est cette spécificité qui permet d'attribuer un échantillon de sperme à un violeur précis. L'ADN est capable de se « répliquer », c'est-à-dire de produire deux copies identiques de la même molécule (voir figure 16). C'est ainsi que la même information génétique reste présente dans les différentes cellules de notre organisme et peut se transmettre à travers les générations.

Les ARN sont aussi des acides nucléiques, mais de composition un peu différente. Ils sont capables de copier certaines portions de l'ADN et de transporter cette information hors du noyau de la cellule, vers le cytoplasme où s'effectuent la plupart des réactions chimiques de la vie,

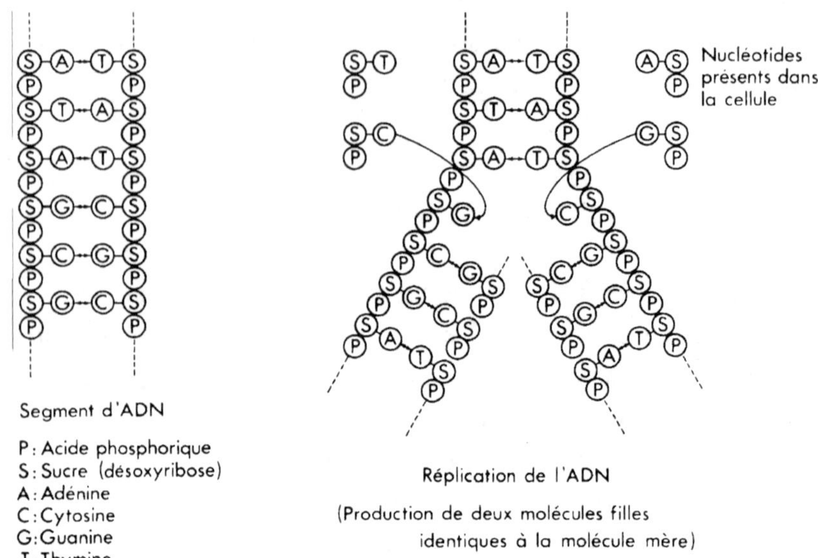

Pour simplifier, on a représenté à plat la molécule, qui est en fait en hélice.

Figure 16 – L'ADN et sa réplication

L'ADN est une très longue molécule située dans le noyau de la cellule et qui porte ce qu'on appelle les « gènes », c'est-à-dire des entités chimiques qui déterminent certains de nos traits. On peut se faire une idée de l'ADN en se représentant une très longue échelle tordue en hélice. Sur le schéma ci-dessus, pour faciliter la compréhension, l'hélice a été ramenée (schéma de gauche) à sa forme d'échelle plate. L'ADN est constitué de molécules plus simples liées les unes aux autres et appelées « nucléotides ». Ces nucléotides comprennent un sucre (le désoxyribose, marqué ici S, et qui a donné son nom à l'ADN ou *acide désoxyribonucléique*), un radical phosphorique (marqué ici P) et des bases azotées qui peuvent être de quatre types : adénine, thymine, cytosine et guanine (marquées A, T, C ou G). Ce sont ces bases azotées qui constituent les barreaux de l'échelle. On remarque que ces bases se lient toujours deux à deux de la même manière : A avec T, C avec G.

Sur le schéma de droite, on voit comment, si les deux brins d'ADN s'écartent, peuvent se reconstituer, sur un principe proche de celui de la fermeture Éclair, deux molécules filles identiques à la molécule mère. Chaque base azotée va appeler, par liaison chimique, celle avec laquelle elle se lie naturellement : C avec G, A avec T. L'alignement des nucléotides va donc reconstituer chaque brin complémentaire. Il suffira alors à des enzymes de lier entre eux les nucléotides ainsi alignés.

celles qui nous permettent de digérer, de respirer, de nous défendre contre les microbes, de grandir ou... de penser, et qu'on appelle le « métabolisme ».

Pour ce faire, les ARN sont à nouveau traduits dans le cytoplasme en une nouvelle catégorie de molécules, les « protéines » (voir figure 17). Elles sont un peu semblables à ce que serait un collier constitué de perles successives. Ici les perles s'appellent des « acides aminés ». Les grosses protéines contiennent plusieurs dizaines d'acides aminés, enchaînés selon une séquence caractéristique de chaque type de protéine : ainsi sont constituées toutes les protéines actives de notre corps : enzymes, hormones, anticorps... Lorsqu'il s'agit d'une petite protéine, de quelques acides aminés seulement, on lui donne le nom de « peptide ».

Quant aux médiateurs, ce sont des molécules beaucoup plus petites (certains sont d'ailleurs des acides aminés identiques en tout point à ceux qui servent à fabriquer les protéines). On a vu plus haut, dans le chapitre consacré à la cellule nerveuse, que ces médiateurs étaient sécrétés entre deux cellules nerveuses, soit pour transmettre une impulsion nerveuse (médiateurs dits « excitateurs », dont les plus connus sont l'acétylcholine, la noradrénaline, la dopamine, l'acide glutamique...), soit, au contraire, pour bloquer une impulsion nerveuse (médiateurs dits « inhibiteurs », dont les plus connus sont le GABA, la glycine, les morphines du cerveau...)

Précisons un peu les rôles respectifs des médiateurs excitateurs et inhibiteurs. Les médiateurs excitateurs, on l'a vu, permettent à une information, qui court le long d'un neurone sous forme d'une onde électrique, de se propager de neurone en neurone, par la sécrétion du médiateur à la

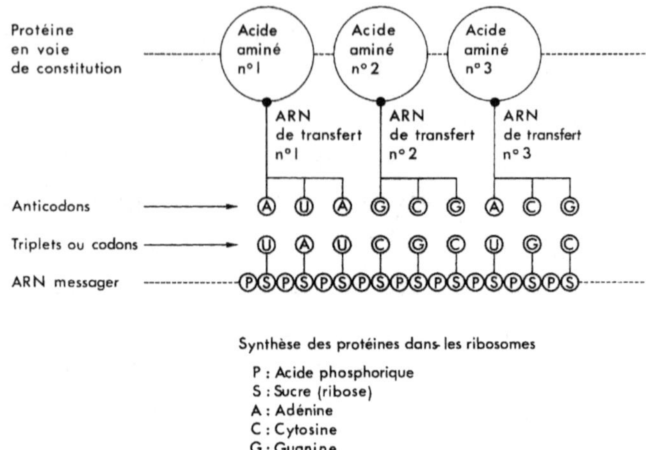

Figure 17 – La synthèse des protéines

Les protéines sont les éléments qui, au sein des cellules, effectuent le travail chimic de l'organisme (qu'on appelle le « métabolisme »). Elles comprennent, par exemple, enzymes, les hormones, les anticorps... Les protéines sont de longues molécules constitu d'éléments plus simples appelés « acides aminés ». Chaque espèce de protéine a une séquen c'est-à-dire un ordre des acides aminés qui lui est propre et qui conditionne ses proprié chimiques. Chaque organisme est capable de fabriquer les protéines dont il a besoin. Po cela, il faut que la cellule soit capable d'aligner les acides aminés qui conviennent à cha catégorie de protéines selon un message transmis par le code génétique contenu dans l'AD C'est un mécanisme complexe qu'on appelle la « synthèse des protéines ». Elle repose su traduction du message contenu dans l'ADN par un autre acide nucléique qu'on appelle l'AR

La composition chimique de l'ARN ressemble beaucoup à celle de l'ADN (mais le su est ici le ribose, d'où le nom d'« acide ribonucléique »). Une autre différence concerne bases azotées où celle que nous avons appelée « thymine » est remplacée par une jume appelée « uracile ». Il existe, dans la cellule, deux types d'ARN : l'ARN messager qui est copie d'un brin de l'ADN (avec les deux différences chimiques qui viennent d'être signalées de petits ARN, appelés ARN de transfert. L'ARN messager, après avoir copié un morce d'ADN dans le noyau cellulaire, vient dans le cytoplasme de la cellule où il sert de matrice fabrication des protéines. D'où son nom : il est le « messager », qui porte le message de l'A hors du noyau de la cellule. Pour produire la synthèse des protéines, il va permettre l'alig ment des ARN de transfert selon le schéma de la figure.

Chaque ARN de transfert est en effet capable d'accrocher chimiquement un acide am particulier. Il existe une vingtaine d'acides aminés différents, donc une vingtaine d'ARN transfert différents. Chaque ARN de transfert particulier possède, sur une extrémité libre, triplet de bases azotées complémentaire d'un triplet de bases azotées situé sur le brin d'A messager. Comme le montre la figure, l'alignement des triplets aboutit à l'alignement acides aminés qu'il suffira ensuite à une enzyme de lier entre eux. La protéine sera ai constituée au départ comme un long fil de laine. Une fois libérée de l'ARN, elle se roul ensuite en pelote pour effectuer son travail chimique dans la cellule.

synapse qui va exciter le neurone suivant (voir figure 14). On estime que, dans le réseau de neurones qui constitue le système nerveux, chaque neurone (présynaptique) est connecté à quelques centaines, voire, dans certains cas, à quelques milliers de neurones (postsynaptiques), qui sont, à leur tour, connectés à quelques centaines ou à quelques milliers d'autres neurones... Et ainsi de suite. Il devient alors très clair que, si l'on donnait une impulsion à un neurone et si aucun autre mécanisme n'existait, l'ensemble du réseau nerveux serait, de proche en proche, excité en quelques minutes. Le système nerveux « s'emballerait ». L'ensemble ne fonctionne correctement que parce que ce recrutement excitateur est contrôlé par de puissants mécanismes inhibiteurs, chimiques eux aussi. De même que, dans une pile atomique, la réaction ne peut devenir explosive parce qu'un frein (le graphite) l'empêche de s'emballer, les médiateurs inhibiteurs empêchent l'emballement du système nerveux.

Le plus important de ces médiateurs inhibiteurs, présent dans près d'un tiers des synapses du système nerveux [4], est l'acide gamma-amino-butyrique plus connu sous son sigle abrégé le GABA. Le GABA joue un rôle tellement central dans le fonctionnement nerveux qu'on retrouve sa présence ou son intervention dans un nombre considérable de phénomènes cérébraux ou mentaux. Nous aurons longuement l'occasion d'y revenir plus loin.

À la recherche d'une bibliothèque chimique des souvenirs

Comme souvent en science, des théories et des hypothèses hardies ont précédé les recherches expérimentales. Le premier visionnaire à avoir pressenti que des grosses molécules du cerveau pouvaient être impliquées dans le codage des souvenirs fut sans doute le médecin français Gérard Morin. Dans sa thèse de médecine en 1946, il évoquait en effet une « théorie nucléinique de la mémoire ». Il écrivait : « Les images de la mémoire évoluent comme un être vivant ayant une certaine indépendance : l'image... naît, se modifie avec le temps, se reproduit et meurt : *analogue aux gènes des chromosomes, aux virus-protéines* » (souligné par nous) [5]. L'analogie avec les virus n'a eu que peu de suites. En revanche l'idée d'une base nucléique ou protéique allait faire l'objet de l'essentiel de la recherche expérimentale ultérieure. Une idée comparable fut ensuite proposée en 1948 par L. Monné [6].

Hyden, les molécules de mémoire et leurs conséquences

Après les penseurs, les expérimentateurs. C'est avec les travaux du chercheur suédois Holger Hyden que commencèrent, en 1959, ces recherches expérimentales [7]. Analysant l'ARN du cerveau de rats soumis à des apprentissages, Hyden trouva chez ceux-ci, par rapport à des animaux témoins qui n'apprenaient pas, des changements chimiques importants. Il formula alors une hypothèse, une proposition d'interprétation capitale, en suggérant, pour la première fois dans l'histoire de la neurochimie expérimentale, que ces changements chimiques fussent considérés comme le « siège de la mémoire ». Cette hypothèse révolutionnaire constitua le point de départ d'une intense recherche. D'innombrables laboratoires et chercheurs se mirent à la recherche de preuves des bases chimiques de la mémoire dans les macromolécules du cerveau.

Ces travaux peuvent se répartir en trois grands groupes : des analyses chimiques des macromolécules cérébrales après apprentissage (dans la lignée des travaux pionniers de Hyden), des études de l'action des antibiotiques sur l'apprentissage et des tentatives dites de « transferts de mémoire » par voie chimique.

Les *analyses chimiques du cerveau* consistaient à analyser, soit par des dosages directs, soit par des méthodes plus indirectes, les modifications chimiques survenant dans les macromolécules du cerveau. Les études pouvaient porter sur le cerveau entier ou sur certaines régions particulières dont on supposait à l'avance l'intérêt dans le cadre des processus d'apprentissage. Parmi les méthodes indirectes, signalons celles qui reposaient sur l'incorporation de précurseurs radioactifs : on administrait à un animal, juste avant un apprentissage, des précurseurs radioactifs de certaines grosses molécules cérébrales. Après l'apprentissage, on regardait si la radioactivité était apparue dans ces grosses molécules. Si c'était le cas, on pouvait en déduire qu'une synthèse de ces grosses molécules avait eu lieu au cours de l'apprentissage puisque la radioactivité des précurseurs administrés avait été intégrée dans les grosses molécules.

Tout le monde connaît, du fait de leur utilisation thérapeutique, les antibiotiques. L'*étude de l'action des antibiotiques dans les phénomènes de mémoire* reposait sur le fait que les antibiotiques ont pour fonction chimique de bloquer la synthèse des protéines. Si on les administre à un sujet malade, ils sont capables, dans certaines gammes de spécificité, de bloquer la synthèse protéique des micro-organismes pathogènes qui causent les maladies. Ces micro-organismes ne pouvant plus se multiplier, le sujet va aller mieux et la maladie guérir. Mais les antibiotiques ont aussi une action générale sur toutes les synthèses protéiques, y compris, même si l'effet reste faible, sur celles du patient auquel ils sont administrés. Par suite si, chez un animal comme un poisson ou un rongeur, on administre à fortes doses certains antibiotiques dans le cerveau, ceux-ci peuvent bloquer la synthèse des protéines cérébrales. Si, dans le même temps, un tel blocage se traduit par une perturbation importante des capacités de mémoire, on dispose d'un argument indirect suggérant une implication de la synthèse protéique cérébrale dans les capacités mnésiques. Les deux grands pionniers de ces études de la mémoire à l'aide d'antibiotiques furent Bernard Agranoff à l'Université du Michigan sur des poissons rouges [8] et les Flexner à Philadelphie sur des souris [9].

Quant aux fameuses tentatives de *transferts de mémoire par extraits de cerveau*, elles ont fait couler beaucoup d'encre du fait de leur caractère spectaculaire et de l'impact considérable qu'elles ont eu dans la presse avide de sensationnel. Elles consistaient à administrer un extrait de cerveau, provenant d'un animal, qualifié de « donneur », qui avait été soumis à un apprentissage, à des animaux, qualifiés de « receveurs ». Le comportement de ces animaux receveurs était ensuite comparé à celui de receveurs d'un extrait de donneur « naïf » (« naïf » est le terme consacré pour un animal qui n'a pas subi d'apprentissage). Si une différence était observée entre le comportement des receveurs de cerveau entraîné et des receveurs de cerveau naïf, elle pouvait être interprétée comme le résultat d'un « transfert d'une substance de mémoire » chez les receveurs de cerveau entraîné. Ces résultats provocateurs seraient donc, selon leurs promoteurs, des arguments puissants en faveur d'un codage de la mémoire dans certaines molécules (conçues comme pouvant être transférées d'un animal à l'autre par des extraits appropriés).

Grandeur et limites de la biochimie de la mémoire

Les travaux qui ont utilisé les deux premières méthodes pour tenter de mettre en évidence, conformément à l'hypothèse de Hyden, l'existence de bases chimiques de la mémoire sont innombrables. Leurs conclusions doivent cependant être fortement nuancées.

Il est en effet incontestable que, lors de nombreux apprentissages, on peut déceler, dans diverses régions du cerveau, des modifications dans les ARN ou les protéines cérébrales. Mais ce n'est pas nécessairement un argument en faveur de l'hypothèse de Hyden. Cela ne veut pas nécessairement dire que les macromolécules du cerveau sont effectivement « porteuses de mémoire », qu'elles « codent » pour des souvenirs précis. En effet, tous les résultats obtenus peuvent recevoir une interprétation beaucoup plus simple : puisque, durant un apprentissage, le cerveau doit « travailler » (c'est-à-dire, faire un travail chimique, fabriquer des médiateurs particuliers, des protéines qui permettent à leur tour la sécrétion ou la dégradation ultérieure des médiateurs, brûler des molécules porteuses d'énergie, etc.), il est alors éminemment logique de trouver des changements dans la chimie du cerveau en général ou dans certaines catégories de molécules en particulier.

Tous les résultats qui démontrent l'existence de modifications des macromolécules cérébrales après apprentissage – y compris les premiers résultats de Hyden lui-même – peuvent s'interpréter comme des modifications de ces macromolécules corrélatives d'un certain travail cérébral. On aboutit donc à une interprétation plus grossière, non spécifique d'une mémoire particulière, et qui montre les limites de ces innombrables travaux.

L'action des antibiotiques sur les processus de mémoire peut aussi être interprétée d'une façon non spécifique. Puisqu'un certain travail cérébral a lieu durant un apprentissage, il est certes logique que les cellules nerveuses effectuent davantage de synthèse des protéines pour, à terme, fabriquer des médiateurs ou brûler de l'énergie. Il est tout aussi logique que des molécules comme les antibiotiques, qui bloquent la synthèse des protéines, aient un effet négatif sur la mémorisation. Cela prouve bien que la synthèse protéique est nécessaire à la mémoire. Mais cela ne prouve nullement que soient fabriquées des molécules spécifiques, capables de coder des souvenirs précis.

Pour toutes ces raisons critiques, l'essentiel de la controverse sur la biochimie de la mémoire se déplaça alors vers la troisième méthode, celle dite des « transferts de mémoire ». Ces recherches s'étalèrent sur deux périodes. Les premières recherches eurent lieu sur de petits vers plats habitant les eaux courantes et qu'on appelle les « planaires ». D'autres travaux leur firent suite sur des « vertébrés » comme les rats ou les souris.

McConnell et les planaires cannibales

Les planaires (figure 18) sont de petits vers plats de quelques centimètres de long que l'on trouve sous les pierres des rivières. Elles possèdent des propriétés biologiques remarquables. Elles sont sensibles à la lumière par deux yeux rudimentaires situés à l'avant. Elles sont aussi capables de se régénérer totalement : à partir d'un fragment de planaire, il est possible de laisser se régénérer un individu complet. Il s'ensuit que les planaires ont été des animaux de choix pour d'innombrables travaux portant

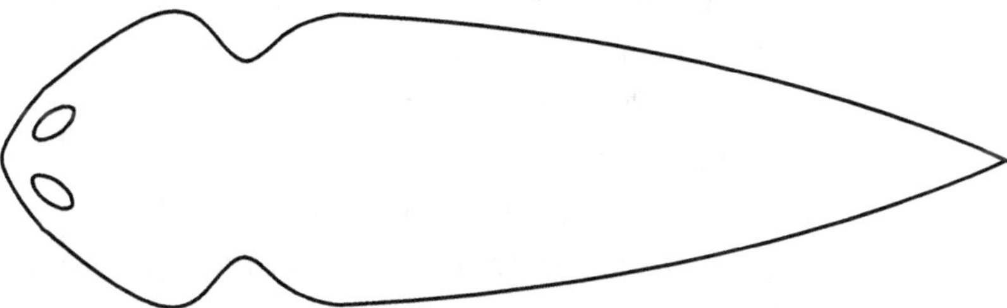

Figure 18 – Une planaire

Ce petit ver plat, qui mesure de quelques millimètres à quelques centimètres, est commun sous les pierres des eaux courantes de nos rivières. Il a été utilisé par le groupe de McConnell aux États-Unis pour tenter de mettre au jour les bases chimiques à la mémoire. L'animal est doué de capacités de régénération totale (si on le coupe en deux ou en quatre, on obtiendra, à terme, deux ou quatre planaires complètes). Il est également sensible à la lumière par deux yeux rudimentaires situés à l'avant.

sur la régénération des tissus et sur ses conséquences dans la vie embryonnaire car ces aptitudes de régénération existent aussi chez les embryons d'animaux plus évolués. Les greffes de tissus sont également très faciles chez les planaires comme elles le sont chez les embryons de beaucoup d'espèces animales. Une dernière propriété remarquable mérite d'être signalée : le cannibalisme. Bien affamées, les planaires peuvent en effet intégrer dans leur corps, sans trop les digérer, des fragments de leurs congénères, un phénomène qui peut sans doute être rapproché d'une greffe.

Dans les années 1960, le chercheur américain James McConnell et ses élèves publièrent plusieurs travaux tendant à montrer la réalité des conditionnements chez les planaires. Lorsqu'ils soumettaient des planaires à un conditionnement classique (ou pavlovien), comme l'association répétée entre un stimulus lumineux et un choc électrique, les animaux pouvaient apprendre à se contracter lors de la seule apparition du stimulus lumineux [10]. Un peu comme le chien de Pavlov pouvait apprendre à saliver lorsqu'il entendait le bruit d'un métronome.

McConnell et ses collaborateurs effectuèrent ensuite une série d'expériences fondées sur les capacités biologiques particulières de ces vers. Les capacités de régénération tout d'abord. Ils montrèrent que les conditionnements qu'ils observaient semblaient être conservés chez des animaux régénérés à partir de fragments de planaire [11]. Les capacités de cannibalisme ensuite. Les conditionnements semblaient pouvoir être transférés par cannibalisme [12]. Si on faisait consommer à une planaire « naïve » des fragments de planaire conditionnée, tout semblait se passer comme si la planaire cannibale acquérait le conditionnement : elle se mettait à se contracter lors de l'apparition du stimulus lumineux, comme le faisait la planaire victime ! McConnell déclara avoir démontré, chez les planaires, un « transfert de mémoire » par cannibalisme !

Ayant pris connaissance des travaux et des hypothèses de Hyden concernant des bases chimiques de la mémoire, McConnell postula que l'agent responsable de ces persistances après régénération aussi bien que de ce transfert de mémoire devait être l'ARN. Deux de ses élèves, Corning et John [13], tentèrent de vérifier cette affirmation en faisant régénérer des planaires dans une eau qui contenait une enzyme appelée RNAse, capable de digérer l'ARN. Tout se passait comme si l'enzyme, en digérant l'ARN, effaçait, chez les animaux régénérés, le souvenir du conditionnement. Enfin, d'autres élèves de McConnell [14] affirmèrent avoir été capables de transférer le conditionnement par injection directe, à des planaires receveuses d'ARN purifié provenant de planaires entraînées. Une telle démonstration, par injection directe d'un composé chimique, semblait apporter des preuves très sérieuses à l'existence de bases chimiques de la mémoire des conditionnements chez les planaires ainsi que sur le rôle essentiel joué par l'ARN dans ces bases.

Les déboires de la biochimie de la mémoire
chez les planaires

Malheureusement, ces travaux spectaculaires suscitèrent de graves critiques méthodologiques à toutes les étapes des expériences effectuées par le groupe de

McConnell [15] et l'on ne peut plus considérer aujourd'hui qu'ils ont apporté la démonstration de bases chimiques de la mémoire. Des critiques expérimentales très nombreuses, et dans le détail desquelles il n'est pas possible d'entrer ici, ont porté aussi bien sur l'existence même ou sur les modalités de capacités de conditionnement chez les planaires que sur les conséquences physiologiques du cannibalisme et/ou sur la nature des molécules impliquées. Ainsi, certains apprentissages chez les planaires aboutissent à un étrange phénomène, où les animaux choisissent, paradoxalement, des situations où ils sont punis, rendant les processus de conditionnement assez problématiques chez ces animaux. Ainsi le cannibalisme seul (sans apprentissage) produit chez les planaires des comportements qui ressemblent, à s'y méprendre, à ce qu'on observe après apprentissage : le cannibalisme accroît, par exemple, le taux des réponses à la lumière ! On pourrait multiplier les exemples qui aboutissent à mettre en doute le bien-fondé des conclusions de McConnell et de ses élèves.

D'ailleurs sans mettre pour autant en cause la rigueur même des travaux de McConnell, on ne peut s'empêcher de supposer, de sa part, une certaine tendance à la provocation délibérée dans les conséquences qu'il était légitime d'en tirer. McConnell se définissait lui-même, comme il me l'a confirmé dans la conversation que j'ai eue avec lui en 1969, comme un « humoriste scientifique ». Le journal qu'il publia pendant plus de vingt ans, de novembre 1959 à décembre 1979, est à l'image de cet esprit brillant, stimulant et provocateur. Commencé en 1959, de façon très artisanale, comme document interne de laboratoire ronéoté, à petit tirage, et intitulé *The Worm Runner's Digest* (« Le magazine de l'entraîneur de vers »), il a été transformé, en octobre 1964, en un magazine, beaucoup plus largement distribué et qu'on pouvait lire en l'ouvrant par les deux bouts. Par un bout, il contenait des articles purement scientifiques, dans l'esprit comme dans la forme. Par l'autre (donc en ouvrant à l'envers) c'était un recueil d'articles humoristiques ou farfelus sur la science, sur les planaires ou sur les chercheurs. À partir de juin 1967, la partie purement scientifique prit le nom de *Journal of Biological Psychology* (« Journal de psychologie biologique ») alors que la partie humoristique conserva le nom d'origine *Worm Runner's Digest*. McConnell m'avoua, en 1969, qu'il était très fier de cette formule qui mêlait, à ses yeux, harmonieusement, science et humour, sérieux et facétie. Quant à moi, je me suis toujours demandé comment les responsables des bibliothèques avaient fait pour classer ces numéros étonnants à double entrée.

À la suite de toutes ces réflexions, il faut donc conclure cette présentation des résultats concernant les planaires en soulignant que la plupart de ces travaux publiés résistent mal aux critiques [16]. L'épisode de la biochimie de la mémoire chez les planaires et des transferts de mémoire par cannibalisme, est, par suite, de nos jours, un savoureux morceau d'histoire scientifique un peu oubliée.

Georges Ungar, les rongeurs et la scotophobine

Même si les travaux du groupe de McConnell n'avaient pu entraîner la conviction en ce qui concerne les bases chimiques de la mémoire, ils avaient encouragé des recherches similaires sur d'autres groupes animaux que les vers. De fait plusieurs chercheurs tentèrent des transferts de mémoire chez les rongeurs [17]. Bien entendu, il n'était pas question d'essayer, chez le rat ou la souris, qui digèrent tous leurs aliments et ne les intègrent pas comme des greffes à la manière des vers, des transferts de mémoire par cannibalisme ! Le mode d'administration des extraits choisi fut le plus classique chez les rongeurs, c'est-à-dire des injections d'extraits de cerveaux entraînés dans le péritoine.

En 1965, plusieurs groupes de chercheurs (ceux dirigés par Frank Rosenblatt, par Fjerdingstad, par Reinis...) publièrent, presque simultanément, des résultats positifs après administration, à des rongeurs naïfs, d'ARN extrait de rongeurs entraînés [18]. Or il faut signaler ici l'existence d'une contre-expérience tout à fait remarquable, mais qui, publiée dans une revue française peu diffusée à l'étranger, n'eut malheureusement pas l'impact qu'elle méritait. Elle fut effectuée en France par le psychologue Roger Lambert [19], en collaboration avec des spécialistes de réputation internationale de l'extraction des ARN (le couple Vendrely) et elle conduisit à des résultats clairement négatifs. Sans évaluer pour l'instant la question de savoir s'il est ou non possible de transférer des aptitudes de mémoire chez les rongeurs (point sur lequel on va revenir plus loin), ce travail de Lambert, et la haute compétence des Vendrely dans le domaine de la biochimie des ARN, suggérait, en tout cas, très clairement, que l'ARN lui-même ne pouvait être le facteur responsable. Par rapport aux résultats (négatifs) obtenus avec l'ARN extrêmement pur des Vendrely, il fallait admettre que les résultats (positifs) obtenus par les autres équipes étaient dus à des impuretés contenues, en quantités suffisantes, dans un ARN mal purifié.

C'est à ce moment que commencèrent, dans ce domaine de la mémoire, les travaux du chercheur exceptionnel que fut Georges Ungar (1906-1977). Georges Ungar (figure 19) était, à l'origine, un spécialiste renommé d'une molécule appelée « histamine » dont l'importance est considérable dans les phénomènes d'inflammation et d'allergie[20] ; il avait d'ailleurs découvert, en collaboration avec le prix Nobel Daniel Bovet et avec le physiologiste Jean-Louis Parrot, le premier antihistaminique de synthèse.

Ungar partit de l'idée que, si de tels effets de transfert d'information mémorisée par des extraits cérébraux pouvaient être observés entre deux rongeurs, les molécules responsables devaient être, non pas de grosses molécules comme l'ARN, mais de petites molécules facilement transmissibles. Il pensait en particulier à ces agents polyvalents du fonctionnement de l'organisme, ces petites protéines que sont les peptides. Il confirma expérimentalement son idée en faisant digérer les broyats de cerveau utilisés par une enzyme, la chymotrypsine, qui digère les protéines[21] et montra qu'ainsi les effets « mnésiques » semblaient disparaître.

Un peu plus tard, Ungar isola, à partir du cerveau de rats (donneurs) entraînés à fuir une boîte obscure, un peptide qui paraissait induire une peur de l'obscurité chez des souris qui le recevaient. Le principe était le suivant. On plaçait des rats (donneurs) dans un dispositif comportant une boîte obscure (voir figure 20). En général, les rats se réfugient dans la partie la plus obscure du dispositif, donc dans cette boîte. Dans la boîte obscure étaient délivrés de

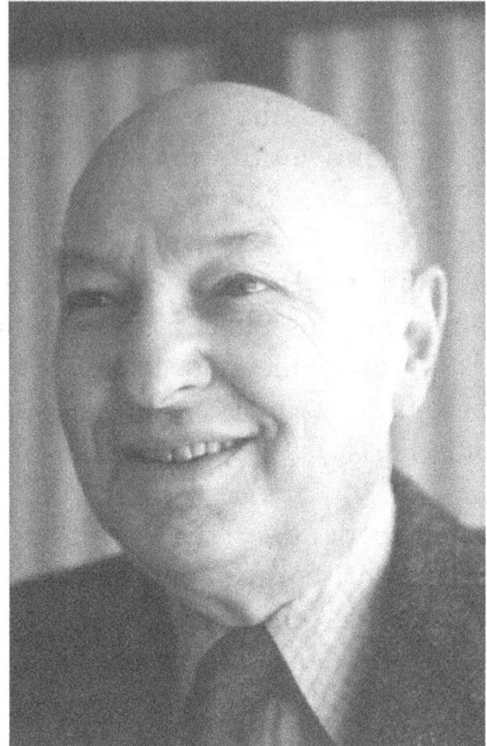

Figure 19 – Georges Ungar

Cet illustre biologiste a été, dans les années 1970, l'un des grands défenseurs des théories moléculaires de la mémoire (photo Catherine Ungar).

violents chocs électriques qui, selon Ungar, créaient, chez les rats, une aversion de l'obscurité. Le cerveau de ces rats donneurs était ensuite extrait, puis broyé, et enfin administré à des receveurs, qui, pour des raisons d'économie, étaient des souris. Les souris receveuses ainsi traitées passaient moins de temps dans la boîte obscure du dispositif, d'où l'idée qu'une molécule portant comme information la « peur de l'obscurité » avait été transmise entre les rats donneurs et les souris receveuses.

Le grand mérite scientifique de Georges Ungar est de ne pas s'être arrêté à cette constatation surprenante, mais d'avoir voulu extraire le produit responsable. Son équipe travailla plusieurs années sur cette préparation afin d'obtenir des quantités suffisantes de cerveau de rat entraîné afin de permettre une analyse chimique de la molécule impliquée. Au bout de ce long travail, Ungar et son groupe aboutirent à un peptide composé de quinze acides aminés, dont il détermina la séquence particulière. Convaincu que ce peptide avait quelque chose à voir avec l'évitement de la boîte obscure, Ungar le nomma « scotophobine », c'est-à-dire molécule qui porte la peur de l'obscurité. Il put ensuite le faire fabriquer chimiquement et constata que le peptide produit artificiellement par les chimistes avait le même effet que le peptide isolé du cerveau : il réduisait la présence des souris dans la boîte obscure. Ungar publia ses résultats spectaculaires dans un article de la célèbre revue anglaise *Nature*[22], où il affirmait, en faisant une analogie avec le codage linguistique, qu'il avait isolé le premier « mot chimique » de la mémoire chez les rongeurs, c'est-à-dire, en fin de compte, le premier « mot chimique » de la mémoire tout court !

La scotophobine sans la mémoire

Comme c'est l'usage en science, l'article publié par Ungar et ses collaborateurs dans la revue *Nature* avait été précédé de communications dans des colloques où ses travaux avaient été débattus. Au colloque d'Albuquerque

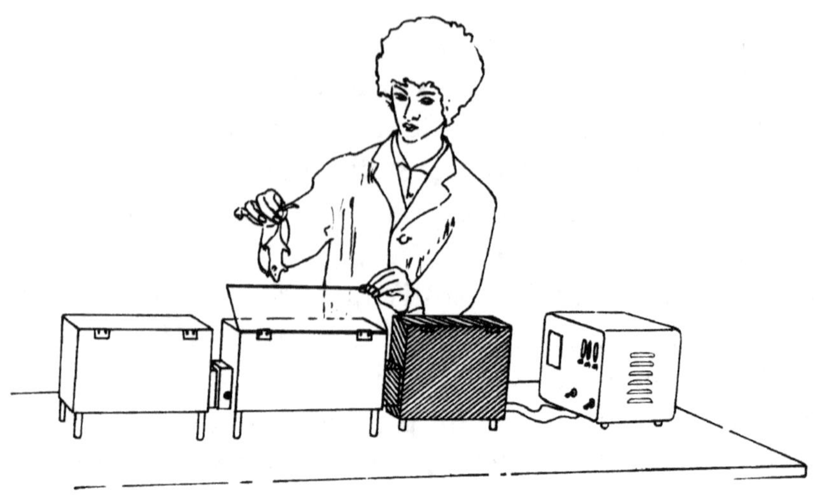

Figure 20 – Dispositif d'étude de la scotophobine

Le dispositif comprend trois boîtes alignées et communiquant les unes avec les autres. La troisième est une boîte obscure. Des animaux anxieux se réfugient volontiers dans la boîte obscure. Au contraire, des animaux qui ont reçu une administration de scotophobine évitent l'obscurité. D'où l'interprétation qui avait été donnée de l'action de la scotophobine en termes de « mémoire de la peur de l'obscurité ».

(Nouveau-Mexique, États-Unis), où, en mars 1970, Ungar avait présenté ses premiers résultats, un débat de fond avait commencé à s'installer sur ce que transférait effectivement la scotophobine. Bernard Agranoff, l'un des spécialistes de l'action des antibiotiques sur la mémoire, sans pour autant contester que la scotophobine puisse avoir des effets sur le comportement des souris (receveuses) dans le dispositif utilisé par Ungar, questionna leur spécificité : s'agissait-il vraiment du transfert de la mémoire de l'obscurité, comme l'affirmait Ungar, ou simplement de l'action d'un peptide qui modifiait, de façon totalement non spécifique, le comportement des animaux, sans avoir le moindre rapport avec le codage de la mémoire ?

Cette objection allait être l'enjeu d'une controverse fameuse qui opposa, durant les années 1975-1980, deux éminents neurobiologistes : Georges Ungar et Paul Mandel. Paul Mandel dirigeait un énorme laboratoire, le centre de neurochimie de Strasbourg, qui était sans doute, dans le domaine de la neurochimie, l'un des plus gros laboratoires au monde. Or Mandel était un adversaire farouche des hypothèses moléculaires de la mémoire auxquelles il ne croyait pas. Il s'était, à maintes occasions, opposé aux résultats de Hyden. La découverte de la scotophobine allait, pensait-il, lui donner l'occasion de démontrer une bonne fois pour toutes que toute l'aventure de la biochimie de la mémoire n'était qu'une énorme supercherie.

Mandel obtint qu'Ungar lui envoyât un échantillon de scotophobine. Il contacta le laboratoire de psychophysiologie de Strasbourg, dirigé par Philippe Ropartz, où j'effectuais alors ma thèse, pour faire tester cet échantillon. Ce test fut effectué « à l'aveugle » par René Misslin et Arielle Ungerer. « À l'aveugle », c'est-à-dire que les deux chercheurs ignoraient complètement si les souris qu'ils observaient avaient reçu un extrait de scotophobine ou une solution de contrôle sans scotophobine. À ces efforts méritoires d'objectivité, il faut ajouter un détail particulièrement humoristique : comme j'étais connu, après mon séjour aux États-Unis, en tant qu'« élève de Georges Ungar », afin que je ne puisse pas influencer, par mes discours, les chercheurs responsables des expériences, on m'envoya, pendant toute la durée des expériences, en mission à Paris !

Les résultats obtenus par Misslin, Ungerer et leurs collaborateurs [23] montrèrent que la scotophobine n'agissait pas dans tous les groupes d'animaux mais semblait active uniquement chez les souris émotives ou « anxieuses », celles justement qui avaient servi à Ungar à isoler la scotophobine. On aboutissait donc à deux conclusions essentielles. La première était que, contrairement à ce que croyait Paul Mandel, la scotophobine avait bien une action prononcée sur le comportement des souris. La seconde que, contrairement à ce qu'avait affirmé Georges Ungar, elle avait surtout un effet sur l'émotion des souris. D'une molécule « porteuse d'une mémoire particulière », la « peur de l'obscurité », on aboutissait donc à une molécule capable de modifier, de façon beaucoup moins spécifique, l'émotivité en général, ce qui n'était, évidemment, pas du tout la même chose !

Des processus non spécifiques dans la mémoire

Le travail de Misslin et de ses collaborateurs, en 1978, peut être considéré comme un important tournant historique dans l'histoire mouvementée de la biochimie de la mémoire [24]. Il marque en effet la fin des hypothèses qui, depuis Hyden, voulaient prouver l'existence d'un codage de l'information mémorisée dans des molécules, analogue au code génétique. Il marque le moment où les travaux scientifiques basculent vers des recherches de pharmacologie beaucoup moins spécifiques sur des molécules capables de modifier le comportement – et par suite, éventuellement, l'apprentissage ou la mémoire – mais pas de « coder » l'information mémorisée. Ce sont ces travaux non spécifiques qui se poursuivent encore de nos jours. Nous en verrons plusieurs exemples.

Cela ne veut pas dire, bien entendu, que des hypothèses de biochimie de la mémoire ne puissent pas être formulées à nouveau dans l'avenir : comme le codage de la mémoire reste, encore de nos jours, un phénomène mystérieux, toutes les hypothèses permettant de l'expliquer, ou au moins d'imaginer à son sujet une base matérielle plausible, restent envisageables. Mais il apparaît que le travail historique de Misslin et de ses collaborateurs a mis un point final à l'idée, somme toute assez simpliste, que des molécules puissent, à elles seules, contenir l'intégralité du code de l'information mémorisée. Les théories qui pourraient être proposées dans l'avenir devront faire appel à des hypothèses moins simplistes et s'appuyer sur plusieurs niveaux de fonctionnement du système nerveux, depuis la molécule jusqu'à l'organisation générale des voies nerveuses. Il ne semble plus pouvoir être question d'imaginer des molécules dont l'action ne serait pas modulée par l'organisation anatomique des voies nerveuses, donc par les structures du cerveau.

Il faut rendre grâce à Ungar d'avoir pressenti cette évolution puisqu'il écrivait dès 1963, dans l'ouvrage de synthèse qu'il a consacré aux multiples aspects de l'excitabilité nerveuse : « Le problème essentiel ici est de trouver comment les unités élémentaires sont connectées à chaque niveau d'intégration et quel est le miraculeux concours de circonstances qui conduit à l'émergence d'une propriété totalement nouvelle et inattendue du système[25]. »

En science expérimentale, un échec n'est jamais absolu. Un échec relatif, comme celui-ci, c'est-à-dire des résultats qui ne confirment pas les hypothèses formulées, conduit nécessairement à de nouvelles hypothèses et à de nouveaux travaux.

Parmi ceux-ci l'action de peptides sur l'apprentissage et la mémoire est devenu un domaine de recherche important. On ne cherche plus du tout à découvrir dans ces protéines un code moléculaire de la mémoire, mais à prouver que, de manière totalement non spécifique, ces protéines peuvent moduler l'apprentissage et la mémoire, de la même manière, par exemple, que l'apprentissage peut être facilité par l'absorption de caféine ou perturbé par la prise massive de médicaments comme les tranquillisants.

De telles actions non spécifiques ont été démontrées par de nombreux chercheurs. Aux Pays-Bas, De Wied et ses collaborateurs ont démontré l'action sur l'apprentissage de peptides dérivés d'hormones, mais dépourvus d'effets hormonaux. Par rapport à la molécule hormonale dont il est issu, le peptide actif sur l'apprentissage est beaucoup plus court. C'est une sorte de « molécule réduite » qui ne peut plus avoir d'action hormonale mais, semble-t-il, une action comparable à celle des médiateurs au niveau cérébral. Le groupe de De Wied a montré que certains de ces peptides amélioraient les apprentissages alors qu'au contraire d'autres les perturbaient[26]. Les peptides morphinomimétiques, c'est-à-dire qui agissent comme la morphine[27], semblent également avoir une action dans la modulation de l'apprentissage[28].

Signalons encore un peptide remarquable isolé à l'université de Strasbourg, par Arielle Ungerer à partir d'une plante voisine de la pomme de terre, le *Datura stramonium*. Cette plante était connue depuis longtemps, en médecine africaine, pour provoquer des amnésies. À partir d'extraits, dont l'efficacité était vérifiée sur la mémoire des souris, Arielle Ungerer a pu isoler un très court peptide qui semble avoir de puissants effets amnésiants [29].

Dans le cadre de l'action de tous ces peptides sur la mémoire, la scotophobine de Georges Ungar peut aujourd'hui trouver sa place non plus en tant que « molécule de mémoire », comme Ungar l'avait pensé à l'origine, mais, comme on l'a vu plus haut, de manière moins spécifique, en tant que molécule capable d'agir sur l'émotion, de diminuer l'anxiété et, par suite, de moduler l'apprentissage et la mémoire dans certaines conditions [30]. Nous reviendrons un peu plus loin sur les relations, beaucoup plus générales, qui semblent exister entre anxiété et mémorisation.

Médiateurs et mémoire

Mais, au-delà de l'action de ces peptides, les médiateurs du cerveau semblent avoir, eux aussi, de nombreuses actions non spécifiques de modulation des phénomènes d'apprentissage et de mémoire. Parmi ceux-ci, nous mentionnerons notamment l'acétylcholine, le glutamate, la noradrénaline, la dopamine et le GABA.

L'acétylcholine est le plus important médiateur excitateur du néocortex cérébral, c'est-à-dire de l'étage supérieur du cerveau, celui qui conditionne la pensée conceptuelle la plus élaborée. Dès 1969, John Antony Deutsch aux États-Unis avait montré, par des travaux de pharmacologie effectués sur le rat, qu'une quantité optimale d'acétylcholine était nécessaire dans les synapses pour que l'apprentissage puisse s'effectuer correctement[31]. S'il y avait trop, ou pas assez, d'acétylcholine présente dans les synapses, l'apprentissage était perturbé. Depuis cette date, l'implication de l'acétylcholine dans les phénomènes de mémoire a été confirmée par d'innombrables travaux. Ainsi à Bordeaux, le groupe de Robert Jaffard a montré que l'acétylcholine était impliquée dans la maîtrise de nombreuses tâches de mémoire chez la souris[32]. De même l'acétylcholine joue un rôle essentiel dans cet apprentissage particulièrement original du poussin qu'on appelle l'« empreinte », et qui, comme on l'a vu plus haut, lui permet d'adopter comme sa mère le premier objet mobile qu'il rencontre[33]. Enfin l'on sait que des déficiences graves en acétylcholine ont été observées dans plusieurs maladies neurologiques chez l'homme, notamment la maladie de Parkinson[34] et surtout la démence d'Alzheimer, dont le déficit en acétylcholine constitue l'un des traits essentiels[35].

La *noradrénaline* est également un important médiateur excitateur de diverses régions de l'encéphale. On a trouvé que de nombreuses substances, connues pour perturber les neurones utilisant la noradrénaline, modifient aussi de manière spectaculaire les capacités d'apprentissage[36]. Les travaux les plus intéressants dans ce domaine sont sans doute ceux du groupe dirigé par Susan Sara à Paris et qui portent sur l'action d'un petit noyau du tronc cérébral, appelé « locus coeruleus ». Ce noyau envoie des fibres à noradrénaline vers le cortex cérébral pour constituer ce qu'on appelle le système « coeruleo-cortical ». Ce système exerce un rôle important dans les mécanismes de l'attention, dont on conçoit bien le rôle indirect dans l'apprentissage, mais le groupe de Susan Sara a montré qu'il intervenait aussi, très directement, dans les mécanismes de la saisie et du rappel d'une information mémorisée [37]. Une molécule très proche, la *dopamine*, important médiateur d'un système anatomique qui relie la substance noire aux corps striés (système dit « nigro-striatal », et dont la déficience joue un rôle dans la maladie de Parkinson), a également été impliquée dans certains types de conditionnements chez le rat [38].

Le *glutamate* (acide glutamique) est un important médiateur excitateur des régions temporales de l'encéphale, notamment au niveau de l'hippocampe, une région dont on a vu plus haut l'importance pour les phénomènes de mémoire. Le glutamate lui-même ou les substances qui ont une action similaire (qu'on appelle des « agonistes ») ont une action centrale dans les phénomènes de plasticité synaptique dits « potentialisations à long terme » et qui pourraient être de bons modèles pour certaines formes de mémoire [39] comme on l'a déjà expliqué plus haut (voir chapitre IV). L'action du glutamate sur des récepteurs de surface des neurones comme les récepteurs appelés « NMDA » aboutit à une cascade d'activation de protéines, en particulier des protéines appelées « kinases », conduisant à son tour à la régulation de nombreux gènes (voir plus loin) et à la synthèse de protéines, qui aboutissent finalement à des modifications durables de la force des synapses, à une stabilisation de certains réseaux de neurones liés à une expérience ou à une mémoire particulière.

Se ressouvenir rend la mémoire fragile

L'étude des implications du glutamate et des récepteurs NMDA chez le rat a permis au groupe de Susan Sara de remarquables découvertes sur la fragilité de la mémoire [40]. On croyait, jusqu'alors, que lorsque l'information était bien emmagasinée dans une « mémoire à long terme », elle était très stable. Selon la plupart des auteurs, on pouvait, comme on l'a vu plus haut dans cet ouvrage, effacer, par diverses méthodes, un souvenir récent, non encore stabilisé, mais pas un souvenir fortement consolidé depuis longtemps. Ainsi, on a vu que des électrochocs, ou également des injections d'antibiotiques dans le cerveau, pouvaient effacer les souvenirs récents mais pas les souvenirs anciens. Les travaux de Susan Sara et de ses collaborateurs [41] montrent, au contraire, que lorsqu'on se ressouvient de quelque chose, le souvenir, même ancien, redevient particulièrement labile et peut être effacé, par exemple par des molécules qui agissent sur les récepteurs NMDA. Ces travaux spectaculaires montrent également combien on est encore ignorant des mécanismes précis qui gouvernent l'évolution cérébrale des traces mnésiques.

Les « supersouris » de Joe Tsien

De ces travaux sur le rôle du glutamate dans la mémoire, il faut rapprocher la fabrication par Joe Tsien et ses collaborateurs d'une souris « intelligente », ou tout au moins capable de mieux réussir certaines tâches de mémoire [42].

Comme on l'a vu plus haut, le glutamate agit particulièrement sur un récepteur qui porte le nom de NMDA. Comme beaucoup de récepteurs de médiateurs, ce récepteur NMDA est composé d'un certain nombre de sous-unités. Chez les animaux à sang chaud (oiseaux ou mammifères comme les souris), une sous-unité, dite « NR2B », est d'une importance particulière. Mais elle est, avec l'âge, progressivement remplacée dans le cerveau par une autre sous-unité, dite « NR2A ». Les récepteurs qui contiennent la sous-unité NR2B restent ouverts beaucoup plus longtemps que ceux qui portent la sous-unité NR2A, ce qui, si l'on accepte de faire un saut théorique, permettrait d'expliquer pourquoi les animaux jeunes apprennent mieux ! L'idée de génie de Joe Tsien est d'avoir cherché à manipuler ces sous-unités.

Par des manipulations génétiques complexes, qu'il n'y a pas lieu de décrire ici, son groupe a pu fabriquer des souris modifiées, dont les neurones contiennent un exemplaire supplémentaire de la sous-unité NR2B, une sorte de « surcroît de jeunesse des neurones » si l'on veut donner une image hardie. Ces souris furent baptisées « Doogie » et se révélèrent bien supérieures aux souris « normales » dans diverses tâches d'apprentissage.

À la suite de ces travaux spectaculaires, il ne faudrait cependant pas s'aventurer dans des spéculations qui verraient la sous-unité NR2B comme la « sous-unité de la mémoire ». D'abord parce que les tâches effectuées dans le groupe de Tsien restent principalement des tâches simples de conditionnement ou de mémoire procédurale. On ne peut donc affirmer la validité de ce modèle pour des tâches plus abstraites comme beaucoup de celles qui concernent la mémoire humaine. Ensuite, les mémoires les plus complexes sont multifactorielles et dépendent sans doute de multiples mécanismes : on a abondamment insisté sur ce caractère et sur son aspect « en mosaïque » tout au long de cet ouvrage. Les processus qui interviennent ne peuvent donc se limiter à la seule action du glutamate et aux récepteurs NMDA. Mais les travaux du groupe de Tsien sur ces « supersouris » soulignent l'importance du glutamate et des mécanismes qui lui sont liés comme la potentialisation à long terme dans ce qui pourrait être une partie des processus élémentaires de la mémoire.

Des processus de base qui interviendraient aussi bien dans la construction des mémoires simples comme celles des conditionnements que dans les mémoires les plus complexes de type déclaratif.

Les médiateurs inhibiteurs

Rappelons qu'avec le GABA (acide gamma aminobutyrique) nous quittons les médiateurs excitateurs pour entrer dans la catégorie des médiateurs inhibiteurs. Le GABA est en fait le plus grand médiateur inhibiteur du système nerveux, puisqu'on estime qu'un tiers des neurones de l'encéphale fonctionnent avec le GABA. Son action est de « ralentir » le travail du cerveau. Un peu comme une pile atomique s'emballerait sans l'intervention des barres de graphite, qui absorbent les particules excédentaires, sans l'action frénatrice du GABA, les réseaux de neurones du cerveau s'emballeraient à la suite de leurs excitations trop nombreuses, comme on peut en avoir une idée, par exemple, lors des crises d'épilepsie. Les substances qui accroissent l'effet du GABA ont des effets amnésiants. Au contraire, les substances qui contrecarrent l'action du GABA favorisent la mémorisation [43].

Mais l'intervention du GABA est particulièrement intéressante pour d'autres raisons. En dehors de ces effets qui concernent les phénomènes de mémoire, il intervient en effet directement dans les phénomènes d'anxiété. Mieux que cela : il amène à conclure qu'un lien existe entre mémoire et anxiété. C'est à cette question très importante que sera consacré un prochain chapitre. Mais auparavant, après être descendu, petit à petit, au fil des chapitres, dans la chaîne des « causalités » de la mémoire – structures cérébrales, puis cellules, puis molécules –, je voudrais dire un mot de l'échelon situé le plus en amont dans l'origine des processus du vivant, celui des bases génétiques.

Chapitre VI

LES APTITUDES À MÉMORISER
OU LE RETOUR DES BASES GÉNÉTIQUES

On oppose souvent, dans le comportement des animaux les plus évolués, l'« acquis » à l'« inné » : ce que le sujet peut acquérir de lui-même durant sa vie (l'acquis) à ce qu'il a involontairement hérité de ses parents (l'inné). On l'aura compris : plus que toute autre capacité intellectuelle, la mémoire nous fait basculer dans le domaine de l'acquis. Mais est-ce à dire qu'il faut oublier le rôle de l'inné pour autant ? Il n'en est rien et si l'inné ne se résume pas, loin de là, aux seuls effets des gènes – on connaît notamment de nombreuses aptitudes innées qui sont dues à des acquisitions durant la vie embryonnaire ou fœtale –, on peut cependant trouver, dans les aptitudes mêmes que nous avons à apprendre, une part importante de bases génétiques. Les bases génétiques font donc ici un retour conceptuel important, dans un domaine d'où on les avait, jusqu'ici, largement exclues.

Les lignées consanguines de rongeurs

Chaque gène d'un individu est porté par lui en double exemplaire. Un exemplaire (on dit un « allèle ») est donné à l'individu par l'ovule de sa mère, l'autre par le spermatozoïde de son père. Lorsque les deux allèles sont identiques, le sujet est dit « homozygote » pour ce gène – et donc pour les traits qu'il détermine. Lorsque les deux allèles sont différents, le sujet est dit « hétérozygote ».

On appelle « lignée consanguine », une lignée d'animaux où tous les sujets portent le même patrimoine génétique et où, par suite de croisements répétés entre individus apparentés, tous les gènes sont à l'état homozygote. Tout au moins en ce qui concerne les gènes portés par les chromosomes non sexuels, ceux qu'on appelle les « autosomes » et qui portent l'écrasante majorité des gènes. Bien entendu, les sujets mâles et femelles d'une lignée consanguine conservent leurs chromosomes sexuels particuliers (XX pour les femelles et XY pour les mâles). Cette réserve sexuelle mise à part, une lignée consanguine pourrait faire penser à une population de clones tous identiques ou à un nombre considérable de jumeaux.

Remarquons au passage que l'existence de telles lignées consanguines chez les rongeurs, comme les rats ou les souris, résulte d'une particularité de ces animaux qui, souvent, restent viables en consanguinité. Ce qui n'est pas le cas, on le sait, pour beaucoup d'autres espèces (et pour certains croisements chez les rongeurs eux-mêmes) où la consanguinité aboutit à un affaiblissement des individus et généralement à leur mort.

Revenons à nos lignées consanguines de rongeurs, très utilisées en laboratoire. Si l'on observe une différence de comportement entre les individus de deux lignées consanguines, cela peut mettre sur la piste de différences génétiques. Seulement « mettre sur la piste » et non « prouver », car quelles que soient les précautions que l'on puisse prendre, les individus de deux lignées consanguines diffèrent toujours par autre chose que leurs seuls gènes. Ainsi, comme on l'a évoqué plus haut, les effets de l'environnement utérin, c'est-à-dire tout ce qui agit sur l'embryon puis le fœtus dans le ventre de sa mère, et dont on mesure de plus en plus de nos jours l'importance capitale pour le devenir de l'individu, sont évidemment différents dans les deux lignées. Même après la naissance, les soins donnés par la mère peuvent aussi avoir une influence très marquée sur le comportement ultérieur des individus, sans que l'hérédité génétique en soit directement responsable. Ces réserves ont d'ailleurs conduit les chercheurs à la mise au point de différents types de contrôles et d'expériences visant à mettre en évidence ou, au contraire, à exclure, de telles influences maternelles.

Depuis les premières recherches de Daniel Bovet en Italie[1], tous ces travaux ont permis de démontrer l'existence de nombreuses différences dans les capacités d'apprentissage de lignées consanguines de rongeurs, notamment de souris. D'innombrables travaux ont été ensuite entrepris pour savoir si ces différences affectaient bien l'apprentissage en tant que tel et des fonctions plus globales, qui, comme on l'a vu plus haut, contrôlent largement les processus de mémoire, comme les émotions. Ce que l'on sait aussi, en particulier depuis les études de Bovet, c'est que les différences observées sur la maîtrise des apprentissages dépendent du type d'apprentissage étudié. Telle lignée de souris qui a de meilleures performances dans une boîte de Skinner ou dans une boîte à navette peut, au contraire, en avoir de moins bonnes dans un labyrinthe et vice versa. Pour donner quelques exemples précis, les souris de la lignée appelée DBA/2 ont d'excellentes performances dans la boîte à navette alors que, dans certains parcours de labyrinthes, leurs performances d'apprentissage s'avèrent désastreuses. C'est le contraire que l'on observe chez une autre lignée, appelée C57BL/6, comme l'ont montré, par exemple, les travaux de Martine Ammassari-Teule et de ses collaborateurs[2] à Rome.

Les sélections artificielles en laboratoire

Dans certaines conditions méthodologiques que je ne détaillerai pas ici[3], les expériences de sélection peuvent fournir des arguments en faveur des bases génétiques de certaines aptitudes à apprendre.

Chez les rongeurs, les plus anciens travaux sont sans doute ceux de Tolman qui, dès 1924, avait sélectionné des rats dans un parcours de labyrinthe en forme de T. Un peu plus tard, sur un autre parcours de labyrinthe, Tryon a poursuivi une sélection pendant près de quarante générations. Il a ainsi pu produire une population de rats qui réussissait remarquablement le parcours du labyrinthe et une population qui le réussissait très mal. Diverses recherches ont été menées depuis lors à l'aide d'autres tâches d'apprentissage : labyrinthes variés, boîtes de Skinner, boîtes à navette...

Des sélections concernant les capacités d'apprentissage ont été aussi entreprises chez les mouches, et notamment sur la petite mouche du vinaigre ou drosophile (*Drosophila melanogaster*), dont on connaît le rôle très important dans le développement des connaissances en génétique. Sur une « cousine », la mouche *Phormia regina*, les chercheurs américains McGuire et Hirsch ont pu sélectionner en 1977 deux lignées dont l'une apprenait bien et l'autre apprenait mal [4].

Analyse génétique des bases de l'apprentissage

Des analyses génétiques complexes, par exemple sur des populations issues des deux lignées consanguines, ont pu être effectuées chez les rongeurs de laboratoire. On appelle « F1 » les populations de la première génération (directement issues des croisements entre les lignées parentales), « F2 » les populations de seconde génération (issues des croisements de F1) et « rétrocroisements » les croisements entre des sujets F1 et des sujets des populations parentales. À l'aide de tels croisements on peut tenter – et les chercheurs s'y sont abondamment employés – de voir si des capacités liées à la mémoire sont héréditaires et liées aux gènes.

Bien entendu, la plupart des traits comportementaux dépendent d'un très grand nombre de gènes, et les aptitudes mnésiques ne font, en général, pas exception à cette affirmation. Néanmoins, certains gènes peuvent avoir un effet important sur un trait : on parle de « gène à effet majeur ». Beaucoup d'autres, au contraire, ont une action beaucoup plus réduite : on parle alors de « gène à effet mineur ». Des méthodes génétiques complexes, qu'il n'y a pas lieu de détailler ici [5], permettent de démêler, dans une certaine mesure, les effets de tous ces gènes. Ainsi, par exemple, dans un apprentissage de boîte à navette, ces méthodes ont permis de dissocier la participation de deux ensembles de gènes : ceux qui sont uniquement liés à l'émotion et ceux qui ont une implication plus directe dans l'apprentissage mais qui n'excluent pas, pour autant, des relations avec les émotions.

D'ailleurs on peut remarquer que, comme une lignée consanguine de souris est, par construction génétique, très uniforme, les travaux qui visent à comprendre les bases physiologiques de l'apprentissage et de la mémoire gagnent toujours à être effectués sur des populations génétiques variées, c'est-à-dire soit des populations non consanguines, soit une collection de lignées consanguines différentes. Nous donnerons comme exemple les travaux du groupe de Wim E. Crusio sur les fibres moussues de l'hippocampe chez la souris [6]. Par l'analyse de corrélations sur plusieurs lignées de souris, Crusio et ses collaborateurs ont pu mettre en évidence un lien entre la proportion des fibres moussues et les capacités d'apprentissage, confirmant par là l'implication de l'hippocampe dans les processus mnésiques, déjà abondamment soulignée au fil de ces pages.

Rappelons aussi, à cette occasion, les travaux de A. Silva et de ses collaborateurs [7] sur le rôle d'une enzyme particulière qui intervient dans le contrôle du calcium de l'hippocampe. Silva et son groupe ont pu montrer qu'une mutation du gène responsable de la synthèse de cette enzyme aboutissait à une réduction de la potentialisation à long terme des cellules de l'hippocampe (dont on a vu plus haut les relations possibles avec l'apprentissage) ainsi qu'à une réduction des aptitudes à maîtriser certains types d'apprentissage.

Dans un ordre d'idées voisin, il faut aussi rappeler ici les recherches de neuropharmacologie génétique relatives aux processus mnésiques. On verra comment la molécule appelée bêta-CCM, qui agit sur le complexe récepteur GABA-benzodiazépines, est capable d'améliorer l'apprentissage des souris lorsqu'elle est administrée à doses faibles. On verra également que la même molécule, administrée à des doses plus élevées, produit de l'anxiété, voire déclenche des convulsions, ce qui suggère un lien biologique entre tous ces phénomènes *a priori* différents. Une série de recherches effectuées dans le laboratoire de Pierre Roubertoux ont permis de préciser les bases génétiques de ces phénomènes physiologiques ou pathologiques. Les premiers travaux ont porté sur les propriétés convulsivantes de la bêta-CCM, dans la mesure où celles-ci sont d'étude facile. L'analyse de ces propriétés chez un certain nombre de lignées consanguines de souris a permis de mettre en évidence des différences de sensibilité à la bêta-CCM entre ces lignées et de localiser certains gènes impliqués dans cette sensibilité[8]. Des études de neurochimie effectuées en parallèle par Jean-Marie Launay et ses collaborateurs à l'hôpital Saint-Louis à Paris[9] ont confirmé que l'action de ces gènes passait bien par les récepteurs GABA-benzodiazépines du cerveau. Comme on sait que la bêta-CCM a, par ailleurs, des effets sur l'anxiété et sur l'apprentissage, divers travaux ont suggéré que ces gènes devaient aussi avoir des effets sur l'anxiété et sur l'apprentissage[10]. Indirectement, on trouve donc ici une manière d'aborder le problème de la « génétique de la mémoire ».

Il faut enfin ajouter qu'on sait aujourd'hui fabriquer des souris dont un gène est mis hors circuit (souris dites « knock-out ») et des souris transgéniques, qui ont reçu des gènes d'autres souris, voire d'autres espèces animales [11]. Nul doute que ces techniques permettront, à moyen terme, une analyse de l'implication des gènes dans la régulation ou le contrôle de certains phénomènes de mémoire [12]. L'exemple qui suit en donnera une idée.

Plasticité synaptique et génétique

On a vu plus haut le rôle d'un médiateur très abondant dans l'hippocampe, le glutamate, dans les phénomènes de plasticité synaptique qui pourraient être les processus de base de la mémoire. On a vu comment ces processus, appelés « potentialisations à long terme », aboutissaient à la stabilisation de certains réseaux neuronaux par l'expérience et on a dit quelques mots de la cascade des événements moléculaires qui avaient alors lieu.

Une étape clef de ces mécanismes moléculaires de la plasticité neuronale et de la mémoire consiste en l'activation d'une classe de gènes précoces. Les travaux du groupe de Serge Laroche à Orsay [13] ont permis d'identifier un gène précoce, le gène Zif268, qui paraît essentiel à la stabilisation de la plasticité synaptique et de la mémoire à long terme. En étudiant des souris génétiquement modifiées chez lesquelles le gène Zif268 est inactivé, on trouve que les neurones de l'hippocampe perdent leur capacité de plasticité durable (la potentialisation à long terme, qui est le signe de cette plasticité, ne peut se maintenir au-delà de vingt-quatre heures). En même temps, les observations comportementales de ces souris modifiées montrent que leur mémoire à court terme est intacte mais qu'elles sont incapables de retenir l'information au-delà de quelques heures. Ces travaux suggèrent donc que le gène Zif268 est rapidement activé lors de l'apprentissage et joue un rôle essentiel dans la plasticité synaptique et la consolidation des souvenirs.

On sait par ailleurs que, lorsqu'on rappelle un souvenir déjà bien enregistré, la trace mnésique entre de nouveau dans un état labile, fragile, plastique, et qu'une nouvelle étape de (re)consolidation est nécessaire pour que ce souvenir soit de nouveau (re)stocké. C'est ce qu'ont montré notamment les travaux du groupe de Susan Sara cités plus haut [14]. Or il est intéressant de remarquer qu'ici encore, le gène Zif268 semble fortement impliqué dans de tels mécanismes de reconsolidation [15].

Et chez les mouches ?

Une approche un peu différente a été suivie en ce qui concerne les mouches. En leur faisant ingérer des substances capables de provoquer des mutations génétiques, il est facile, chez ces animaux dont la reproduction est très rapide, d'analyser les effets de telles mutations. Certaines ont un effet visible et massif sur le système nerveux. Par exemple, Heisenberg et ses collaborateurs [16] ont produit en 1985 un mutant possédant une déficience des corps pédonculés (une partie du cerveau qui porte, en anglais, le nom de « *mushroom body* »). La mutation, appelée

« *mushroom body miniature* », est localisée sur le chromosome 2 et conduit à de très mauvaises performances dans certaines tâches d'apprentissage. Mais G. Vaysse et ses collaborateurs en France [17] ont pu montrer que cette déficience n'intervenait pas dans tous les types d'apprentissage, ce qui rejoint une réflexion déjà formulée, à savoir qu'il ne peut exister un seul gène affectant, même de manière partielle, tous les processus d'apprentissage, mais qu'une telle relation est nécessairement polygénique. En outre, bien sûr, une telle relation ne peut réduire l'apprentissage aux seuls gènes et laisse toute sa place aux actions non génétiques. Une autre mutation cérébrale, caractérisée par une « absence de pont protocérébral » (c'est-à-dire l'absence d'un pont cellulaire dans la partie antérieure de l'encéphale, mutation dite « *no-bridge* ») a, elle aussi, des effets très négatifs sur l'apprentissage [18].

D'autres mutations ne se traduisent pas par des effets neurologiques aussi marqués mais seulement par des effets observables sur le comportement, comme sur l'apprentissage d'une discrimination olfactive mise en évidence chez les drosophiles, par le groupe de Seymour Benzer aux États-Unis [19]. Le principe de cette discrimination consiste dans la présentation aux drosophiles de deux substances odorantes différentes, dont l'une est associée à la délivrance d'un choc électrique : les mouches apprennent donc à éviter cette odeur, associée à une « punition ». Divers mutants (*dunce, rutabaga, cabbage, turnip, amnesiac...*) ont du mal à apprendre la discrimination. Dans la plupart des cas étudiés, cette difficulté semble concerner surtout la mémorisation.

Certains gènes ont pu être localisés (comme *dunce* ou rutabaga sur le chromosome sexuel X) et une partie de leurs mécanismes d'action déchiffrée. Ces mécanismes impliquent des perturbations de la synthèse de la phosphodiestérase, une enzyme qui intervient dans le métabolisme de l'AMP cyclique, un important agent de l'excitabilité des cellules nerveuses. Comme dans le cas de cette limace de mer dont nous avons parlé, l'aplysie, les mécanismes biochimiques pourraient aussi impliquer les ions calcium. En ce qui concerne le gène *dunce*, il semble que l'essentiel de son action se situe dans les corps pédonculés qui apparaissent de plus en plus comme l'équivalent chez les insectes de l'hippocampe du cerveau des vertébrés. Sur le chromosome 2 des mouches a été mise en évidence une autre mutation (appelée « ddc ») qui module l'activité de la dopa-décarboxylase, une importante enzyme nécessaire à la synthèse de deux médiateurs essentiels du cerveau de l'insecte, la dopamine et la sérotonine [20].

Les oncogènes

En marge des relations entre génétique et capacités mnésiques, il faut mentionner la question, encore mal connue, des oncogènes. On appelle « oncogènes » des séquences d'ADN assez mystérieuses, puisqu'on les trouve à la fois dans des virus capables de produire des tumeurs (d'où leur nom) et intégrés au patrimoine génétique des animaux dans une situation cette fois non pathogène, sans que les raisons du passage d'une situation à l'autre soient très bien comprises aujourd'hui. Selon le cas, le nom de l'oncogène est donc précédé de « v » s'il s'agit de la forme virale et de « c » s'il s'agit de la forme cellulaire. Les oncogènes « c-fos » et « c-jun » sont impliqués dans de nombreux processus très importants de l'organisme : croissance cellulaire, différentiation, lien avec les convulsions épileptiques... En ce qui concerne les effets sur la mémoire, qui nous intéressent ici, le groupe de Marc Lazdunski en France[21] a pu démontrer une augmentation très importante de l'expression de ces oncogènes dans l'hippocampe d'animaux soumis à un apprentissage. Une découverte qui conforte aussi les liens entre apprentissages et phénomènes épileptiques, soulignés à d'autres endroits de cet ouvrage.

Gènes et mémoire

Enfin quelques remarques s'imposent sur les relations entre gènes et processus de mémoire.

Si, comme on vient de le voir, on trouve de nombreuses relations entre gènes et processus mnésiques, l'interprétation des résultats obtenus n'est pas toujours aisée. D'abord, même si certains auteurs ont pu suggérer qu'un seul gène puisse modifier l'apprentissage, il paraît aujourd'hui évident que tous les phénomènes qui touchent à la mémoire sont sous le contrôle de nombreux gènes. Comme l'avaient déjà remarqué Pierre Roubertoux et Michèle Carlier[22] : « Le contrôle polygénique de ces processus complexes ne semble pas devoir être remis en cause fondamentalement. » Une remarquable analyse de ces questions, à laquelle le lecteur intéressé peut se reporter, a été faite récemment par Pierre Roubertoux[23].

Mais une grande question reste en suspens : ce contrôle polygénique, qui affecte assurément des apprentissages particuliers, contrôle-t-il aussi une disposition générale commune à tous les apprentissages, une aptitude commune à apprendre ? Rien ne permet aujourd'hui de l'imaginer ni de l'exclure. Et cette remarque nous montre, si besoin était, le faible avancement de l'état de nos connaissances sur les rapports entre génétique et mémoire. Dans le même ordre d'idées, est-il possible de dire que les bases cellulaires des processus mnésiques mises en évidence chez la drosophile ou l'aplysie, et leurs corrélats génétiques, sont les mêmes que celles, et ceux, qui interviennent chez des vertébrés comme la souris ? Toutes ces questions, qui rejoignent celle des limites précises de l'influence des gènes sur l'apprentissage, sont évidemment liées à la connaissance, encore très mince, des processus physiologiques précis qui déterminent l'influence des gènes sur les mécanismes de la mémoire.

On a certes déjà quelques pistes qui permettent de donner des réponses, très partielles, à cette importante question physiologique. Une première piste a été fournie par les travaux de Jean-Louis Valatx et de ses collaborateurs à Lyon, dans le laboratoire de Michel Jouvet[24]. Ils ont montré que des différences génétiques entre des lignées consanguines de souris se traduisaient à la fois par des différences dans les aptitudes d'apprentissage et de mémoire et par des différences dans les taux de sommeil paradoxal. Or on a vu plus haut les relations qui existent entre sommeil paradoxal et mémoire. La maturation de la mémoire, durant cette phase très particulière qu'est le sommeil paradoxal, pourrait donc être une première voie d'intervention des gènes dans les processus mnésiques.

Les travaux de Charles Cohen-Salmon et de son équipe à Paris[25], sur le vieillissement chez différentes lignées de souris consanguines, ont permis une autre approche. Des travaux, effectués en collaboration avec le groupe de Pierre-Marie Sinet, ont permis de montrer une relation entre la dégradation des performances mnésiques avec l'âge, la détérioration de certains éléments de l'hippocampe cérébral et la production d'agents biochimiques toxiques qu'on appelle les « radicaux libres ». C'est à la baisse des facultés mnésiques avec l'âge que ces travaux apportent un éclairage, en montrant le lien possible entre les bases génétiques et l'action plus ou moins délétère des radicaux libres.

Chapitre VII

LA MÉMOIRE ET SA MÈRE : L'ANXIÉTÉ

Dans la description des différentes mémoires acquises par les êtres vivants au cours de l'évolution des espèces (voir chapitre I), on a constaté l'apparition de mémoires de plus en plus performantes. Les deux dernières étapes majeures ont été l'acquisition de mémoires spatiales complexes (mises en évidence par l'aptitude à faire des détours) et l'acquisition de règles cognitives (mises en évidence par l'aptitude à faire une économie d'essais lors de tâches de réversion).

Chez les vertébrés, ces deux mémoires, plus élaborées que les précédentes, sont sous la commande d'un ensemble de noyaux de l'encéphale qu'on appelle le « système limbique ». Chez les mollusques céphalopodes, il existe probablement des régions anatomiques similaires. Mais considérons le cas des vertébrés qui est le mieux connu.

Le système limbique

Le système limbique constitue, on l'a déjà vu, un ensemble complexe de noyaux anciens de l'encéphale, anciens en ce sens qu'ils existent déjà chez les premiers vertébrés que sont les poissons. Parmi ces noyaux, on remarque notamment les noyaux de l'hippocampe et de l'amygdale. Beaucoup d'études, en particulier chez les rongeurs, se sont intéressées au rôle singulier de l'hippocampe dans les phénomènes de mémoire, mais il ne faut pas oublier qu'il fait partie d'un système beaucoup plus vaste où, comme dans une mosaïque, interviennent de nombreux noyaux.

Système limbique et « mémoires nobles »

Avec le système limbique et l'hippocampe, on passe au registre des mémoires les plus évoluées parmi celles que j'ai décrites plus haut et qui font référence à la simulation de l'espace et aux règles cognitives. Beaucoup d'auteurs qui parlent de la mémoire animale ont tendance à présenter une telle dichotomie : il y aurait chez « l'animal » des mémoires évoluées, que l'on peut rattacher à l'hippocampe, et des mémoires plus frustes qui lui échapperaient. Beaucoup des auteurs qui ont contribué au très beau livre de Schacter et Tulving [1] abondent dans ce sens. Ainsi Eichenbaum ou Squire parlent de mémoire « déclarative » (qui dépendrait de l'hippocampe) *versus* mémoire « procédurale » ou « non déclarative » (qui n'en dépendrait pas). Rudy et Sutherland évoquent des « associations configurales » (qui dépendraient de l'hippocampe) *versus* des « associations élémentaires » (qui n'en dépendraient pas). Beaucoup de ces dichotomies ont été évoquées par nous quand ont été décrites les différentes manières de classer les mémoires (voir chapitre II). Comme le remarquent Schacter et Tulving, cela revient finalement à proposer « toute une gamme de dichotomies, assez proches les unes des autres, entre systèmes hippocampique et non hippocampique [2] ».

Il reste que quand, dans le livre de Schacter et Tulving qui vise surtout la mémoire humaine, les auteurs parlent de l'animal, ils pensent surtout aux rongeurs. Ils n'évoquent jamais les animaux dépourvus d'hippocampe et qui possèdent cependant différents types de mémoires, comme on vient de le voir dans le chapitre précédent. Avant d'entrer dans le domaine des mémoires « nobles », celles qui dépendent du système limbique et de les opposer à des mémoires plus « mécaniques » ou procédurales, il fallait quand même rappeler ici que la grande majorité de nos ancêtres et de nos cousins animaux ne disposent que de ces dernières !

Système limbique et émotions

Il s'ensuit que les mémoires les plus élevées ont une relation très intime avec les émotions. Si l'on peut apprendre sans émotion, par répétitions successives, ce qui est probablement la façon dont fonctionnent les mémorisations les plus frustes comme l'habituation ou les conditionnements les plus élémentaires, dès que l'on fait appel à des mémoires plus élaborées – et la mémoire des règles en est sans doute le plus bel exemple – on fait nécessairement appel aux émotions. Plus exactement, parce que les vertébrés sont construits avec un système limbique, ils relient nécessairement la mémoire de tâches complexes avec l'émotion.

Certes une forme de « plaisir » et de « déplaisir » intervenait déjà dans les conditionnements, puisque, comme on l'a vu, beaucoup d'entre eux étaient appris, même chez des animaux qui ne possèdent pas de système limbique, pour obtenir une récompense (donc un « plaisir objectif », ce que les spécialistes appellent « renforcement positif ») ou pour éviter une punition (donc un « déplaisir objectif », ce que les spécialistes appellent « renforcement négatif »). Mais avec le système limbique, le vécu émotionnel est amplifié : c'est au niveau du cortex cérébral et des noyaux qui lui sont liés que se situent les émotions. Même s'il est bien difficile d'imaginer les différents vécus d'animaux loin de nous dans l'échelle zoologique, on peut supposer qu'avec le système limbique le plaisir et le déplaisir émergent enfin à une conscience sans doute assez proche de la nôtre.

L'erreur de Descartes et l'erreur de Bergson

Dans son livre bien connu *L'erreur de Descartes*[3] Damasio écrit fort justement que « la douleur et le plaisir sont des ressorts dont l'organisme a besoin pour la mise en œuvre efficace des mécanismes innés ou acquis ». « Acquis », c'est-à-dire qui font appel à la mémoire. Selon Damasio, et c'est le point de vue de la science actuelle, il n'y a pas de cognition sans émotion, il n'y a pas d'esprit abstrait sans douleur ou plaisir, donc finalement pas de mémoire complexe sans implication du système limbique. L'erreur de Descartes, c'est justement d'avoir imaginé un intellect indépendant de l'émotion.

C'est aussi l'erreur de Bergson. Non pas que je veuille défendre ici la thèse provocatrice selon laquelle Bergson aurait été cartésien ! Mais il est clair que, sur ce point précis, sa pensée se rapproche étonnamment de celle de Descartes en ce qu'elle défend pour la mémoire un mécanicisme radical qui est bien loin de la physiologie. En témoigne par exemple cette citation : « Quand un chien accueille son maître par des aboiements joyeux et des caresses, il le reconnaît, sans aucun doute ; mais cette reconnaissance ne consiste-t-elle pas dans la conscience que prend l'animal d'une certaine attitude spéciale adoptée par son corps, attitude que ses rapports familiers avec son maître lui ont composée peu à peu, et que la seule perception du maître provoque maintenant chez lui *mécaniquement* » (souligné par moi). Ce n'est pas une citation de Descartes, ni de Pavlov, mais de Bergson dans *Matière et Mémoire*[4]. Elle montre que, sur ce point, Bergson commet la même erreur que Descartes. Descartes plaçait l'origine des « esprits animaux » du côté de la glande pinéale, c'est-à-dire à proximité du cerveau. Deux siècles plus tard on pourrait presque dire que Bergson cherche à mettre la mémoire dans le corps en négligeant le rôle fondamental du cerveau. Il néglige, en tous les cas, le rôle fondamental des émotions dans le système nerveux. L'erreur de Bergson sur l'insuffisance du rôle des émotions dans la mémoire rejoint donc singulièrement l'erreur de Descartes.

L'importance des émotions négatives

Parmi les émotions, les négatives sont sans doute les plus marquantes, peut-être parce que, dans l'environnement, l'organisme doit absolument faire face aux menaces parfois mortelles qui pèsent sur lui. Ces menaces se traduisent par des désagréments qui, chez les animaux évolués, deviennent des émotions négatives. Celles-ci sont donc, comme beaucoup d'autres phénomènes biologiques, un résultat de l'évolution de certaines espèces animales vers la complexité [5].

Pour les animaux les moins élevés dans l'échelle zoologique, capables de réagir aux menaces de leur environnement sans pour autant manifester de troubles émotionnels, on parle de « nociception », c'est-à-dire de la capacité qu'ils ont à percevoir les stimuli nocifs à l'intégrité de leur corps. Mais lorsque cette nociception est clairement liée à des manifestations émotionnelles, on parlera alors de « douleur », voire de « souffrance », s'il s'y ajoute une forte composante cognitive. Les manifestations émotives liées à la douleur, à la souffrance ou à l'appréhension de douleurs ou de souffrances à venir, portent les noms de « peur », « anxiété », « angoisse »... Les deux derniers termes peuvent être considérés comme équivalents. Entre « peur » et « anxiété », on peut en revanche trouver des nuances, même si les deux termes sont souvent utilisés l'un pour l'autre. La peur fait davantage référence à un danger directement présent ; l'anxiété davantage à un danger à venir ou imaginaire. La gestion de ces émotions négatives, c'est-à-dire la capacité d'y répondre par des réponses adaptées (défense, fuite, refoulement...)

constitue, comme l'a soutenu le neurobiologiste Henri Laborit, l'une des conditions essentielles de la vie d'un animal évolué.

La vérité est-elle toujours convulsive ?

Avant même d'aborder les questions de la mémoire et de l'anxiété, je vais être amené à parler d'épilepsie et de convulsions. Cette réflexion rejoint de façon tout à fait inattendue l'affirmation des surréalistes selon laquelle « la vérité est convulsive ». Montrons d'abord pourquoi ce détour par l'épilepsie expérimentale est nécessaire à la compréhension de certains aspects de l'anxiété et de la mémoire.

On sait depuis de nombreuses années que les convulsions présentes dans l'épilepsie humaine peuvent être atténuées ou supprimées par l'administration de diverses molécules. Or la plupart de ces molécules ont une action commune : elles accroissent les effets du GABA. En augmentant l'action de ce grand frein cérébral qu'est le GABA, elles réduisent la circulation des impulsions nerveuses le long des chaînes de neurones, en particulier dans les zones où le cerveau a tendance à « s'emballer », ce qui est le cas dans l'épilepsie. Parmi les nombreuses molécules utilisées, une famille de tranquillisants appelés « benzodiazépines », et qui comprend des spécialités comme le Valium® ou le Témesta®, occupe une place de choix. Ces benzodiazépines exercent leur action en se liant dans les neurones du cerveau à un site récepteur proche du site d'action du GABA (on dit que les sites récepteurs du GABA et des benzodiazépines appartiennent, comme d'ailleurs les sites d'action d'autres molécules, à un « complexe-récepteur »). Retenons pour l'instant que, comme les deux sites sont proches à l'intérieur d'un même « complexe-récepteur », les benzodiazépines, en se liant à leur propre site d'action, sont capables de moduler le site du GABA.

Or en agissant sur leur site d'action, ces benzodiazépines ont bien d'autres effets que la suppression des convulsions. Comme on a vu que le GABA avait une présence ubiquitaire, il était logique d'attendre que les effets de frein qu'il induit se manifestent de plusieurs manières selon les régions du cerveau impliquées. On a pu notamment montrer que deux régions cérébrales l'étaient particulièrement dans ces actions du GABA : le *cervelet*, dont la fonction est de régler la motricité et l'équilibre du corps dans l'espace, et le *système limbique*, dont on a vu plus haut le rôle dans les émotions. Bien que les actions du GABA soient évidemment beaucoup plus complexes que ne le laisserait supposer cette présentation simplifiée, l'action sur ces deux régions laisse penser que les benzodiazépines ont à la fois des actions qui diminuent les comportements moteurs (qui rendent le sujet plus « calme » dans ses mouvements) et des actions qui réduisent l'ampleur des émotions (qui le rendent plus « calme » dans son vécu émotionnel). C'est effectivement ce qu'on observe puisque les benzodiazépines ont des effets sédatifs aussi bien que des effets anxiolytiques. Ce dernier effet est donc une réduction de l'anxiété et c'est d'ailleurs l'une des raisons essentielles de l'utilisation thérapeutique des benzodiazépines.

Outre cette action anxiolytique, les benzodiazépines ont aussi une action dite « amnésiante ». Il s'agit de ce qu'on appelle une amnésie « antérograde » (« qui va vers l'avant », sous entendu « sur l'axe du temps »), c'est-à-dire que, si l'on administre des benzodiazépines à un sujet, il ne mémorise pas bien les informations qui lui parviennent dans les minutes qui *suivent* l'administration des molécules. Cette propriété est d'ailleurs utilisée en chirurgie où l'on administre souvent, au patient qui doit subir une intervention de fortes doses de benzodiazépines, certes pour le tranquilliser, mais aussi pour qu'il « oublie » plus facilement les minutes qui ont précédé l'endormissement. Remarquons tout de suite que cette « amnésie » induite par les benzodiazépines est donc largement assimilable à une « distraction » qui fait que le sujet ne mémorise pas bien les informations qui lui sont présentées, qu'il ne les « consolide » pas.

Les bêta-carbolines entre mémoire et anxiété

L'ensemble de ces actions des benzodiazépines, et donc du rôle du médiateur GABA sur lequel elles agissent, a été confirmé par l'étude des effets de molécules qui ont des actions diamétralement opposées. Il s'agit de molécules appartenant à la famille des bêta-carbolines. Toutes les bêta-carbolines n'ont pas des actions opposées à celle du GABA, mais c'est le cas de beaucoup d'entre elles, notamment d'une dont je serai amené à parler souvent qui porte un nom assez compliqué – méthyl bêta-carboline-3-carboxylate – mais que, comme pour le GABA, on peut résumer par son sigle : bêta-CCM.

La bêta-CCM a été découverte un peu par hasard dans des extraits d'urine, qui, comme on le sait, élimine beaucoup des molécules de l'organisme. On s'est aperçu qu'elle se liait très fortement dans le cerveau au récepteur des benzodiazépines ; elle avait pour ce récepteur une très grande « affinité ». Comme les benzodiazépines étaient des agents artificiellement fabriqués par l'homme, on s'est dit que la bêta-CCM était peut-être la substance qui se liait naturellement au récepteur, qu'elle était peut-être le « ligand » endogène du récepteur des benzodiazépines. Cette interprétation s'est révélée fausse : la bêta-CCM résulte d'artefacts chimiques dans la préparation de l'urine et les quantités de bêta-CCM que l'on trouve spontanément dans le cerveau ne paraissent pas suffisantes pour qu'elle puisse être considérée comme le (ou l'un des) ligands endogènes du récepteur des benzodiazépines, même si plusieurs auteurs ont longtemps défendu cette thèse.

Ce qui n'exclut pas, bien entendu, qu'il puisse exister d'autres molécules, propres au cerveau, qui seraient les vrais ligands endogènes des sites récepteurs des benzodiazépines. Cette importante question reste encore controversée, même si plusieurs molécules candidates très prometteuses ont été récemment proposées par les chercheurs. Je reviendrai, un peu plus loin, sur ces molécules.

Molécule artificielle donc, comme l'étaient les benzodiazépines, la bêta-CCM avait des propriétés étonnantes.

Commençons par ses propriétés chez les mammifères, qui ont été beaucoup étudiées chez la souris. À fortes doses, la bêta-CCM produit des convulsions très comparables à ce qu'on observe chez un sujet humain épileptique lors d'une crise.

À doses moyennes, elle provoque des crises d'anxiété qui ont pu être finement analysées chez les souris. On dispose en effet d'appareils qui permettent d'estimer l'anxiété des souris. L'une des plus utilisées est la procédure dite « de conflit » entre une récompense et une punition (voir figure 21). Mais d'autres procédures sont aussi très communes. Ainsi le « choix de la boîte obscure » dans un dispositif comportant deux compartiments, l'un éclairé, l'autre sombre : en l'absence de tout « renforcement » (c'est-à-dire qu'il n'y a ici ni récompense ni punition, une situation très différente de ce qui a été décrit plus haut pour la scotophobine de Georges Ungar), les souris anxieuses passent plus de temps dans un compartiment sombre que dans un compartiment éclairé. Un autre test classique assez proche de celui-ci est le « labyrinthe surélevé » (voir figure 22). Dans tous les tests où elle a été essayée, l'administration de doses moyennes de bêta-CCM, c'est-à-dire de doses insuffisantes pour provoquer des convulsions, aboutit à accroître les comportements anxieux[6].

Il est intéressant de signaler qu'une observation similaire a été effectuée chez des sujets humains par le groupe de Dorow en Allemagne[7]. La molécule utilisée n'était pas la bêta-CCM, mais une molécule voisine de la même famille. Les sujets humains à qui elle avait été administrée pour d'autres raisons ont tous eu des crises violentes de panique et ont réclamé du Valium® ! Retenons donc que la bêta-CCM et les molécules voisines sont, à doses sous-convulsivantes, fortement anxiogènes chez les mammifères.

Mais que se passe-t-il si l'on administre la bêta-CCM à des doses encore plus faibles ? Les benzodiazépines sont anticonvulsivantes et anxiolytiques. La bêta-CCM a des effets rigoureusement inverses : elle est convulsivante et anxiogène. Or les benzodiazépines sont considérées

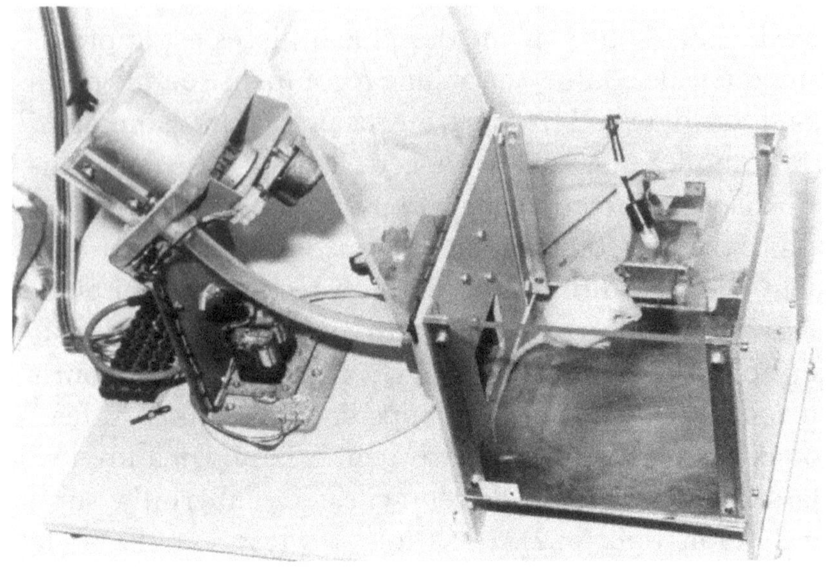

Figure 21 – Épreuve de conflit chez la souris

L'épreuve a lieu dans une boîte de Skinner analogue à celle qui a été décrite figure 1. Lorsque la lampe est éteinte, l'animal reçoit une boulette de nourriture chaque fois qu'il appuie sur le levier. Lorsque la lampe est allumée, l'animal reçoit simultanément une boulette de nourriture et un léger choc électrique (situation de conflit entre une récompense et une punition). Sous l'action de tranquillisants comme les benzodiazépines, les souris appuient beaucoup plus sur le levier que ne le font des animaux non traités. Cette épreuve offre une excellente corrélation avec les résultats obtenus en clinique humaine : toute molécule qui augmente le taux des appuis durant le conflit s'avère un excellent tranquillisant chez l'homme. À l'inverse, la bêta-CCM réduit considérablement le taux des appuis durant le conflit. On en déduit qu'elle est anxiogène.

comme « amnésiantes », une forme d'amnésie qui, on l'a vu, se rapproche de la distraction. La bêta-CCM a-t-elle l'action inverse ?

C'est effectivement ce qu'on observe. À des doses très faibles, très inférieures à ce que j'ai appelé des doses « moyennes », la bêta-CCM a des effets facilitateurs dans

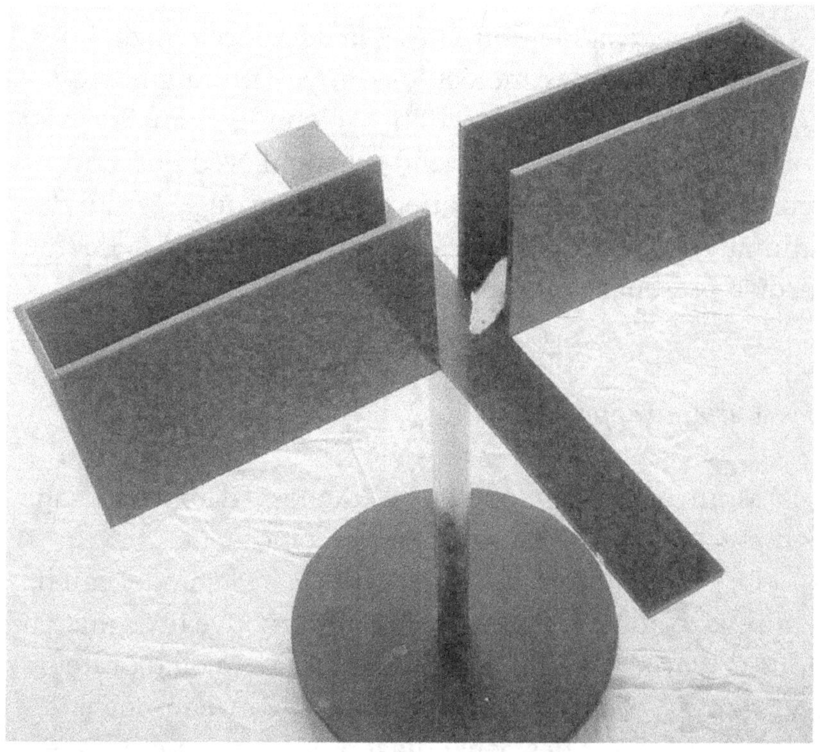

Figure 22 – Épreuve du labyrinthe surélevé

Une souris anxieuse tend à rester dans les allées protégées par des parois verticales et à ne pas s'aventurer dans les allées qui surplombent le vide (cliché Venault).

plusieurs tâches d'apprentissage chez les souris, que l'on peut assimiler à une amélioration de la saisie des informations, ou encore à une amélioration de l'attention, un effet donc rigoureusement inverse à ce qui a été observé avec les benzodiazépines. Ce résultat est tellement intéressant que certains chercheurs avaient envisagé, il y a quelques années, de développer une molécule voisine de la bêta-CCM pour combattre éventuellement chez l'homme les troubles de la mémoire liés à la démence d'Alzheimer. Mais le fait que ces molécules ont, si l'on augmente les doses administrées, des effets violemment anxiogènes, voire convulsivants, les rend particulièrement dangereuses à utiliser pour des patients. Si bien que c'est sur des animaux, en l'occurrence des souris, qu'a été effectué jusqu'à présent l'essentiel des recherches.

Des souris qui apprennent mieux

Montrons sur quelques tâches d'apprentissage comment la bêta-CCM améliore la mémoire.

Le premier apprentissage utilisé a été le modèle dit de « familiarisation à un environnement nouveau », mis au point à Paris par Philippe Soubrié et ses collaborateurs chez le rat [8], et utilisé par ces auteurs pour démontrer les effets amnésiants des benzodiazépines. Le principe en est le suivant. Des rongeurs affamés, mis dans un environnement nouveau qui contient de la nourriture à volonté, n'en consomment pratiquement pas : ils consacrent tout leur temps à explorer l'environnement qu'ils ne connaissent pas. En revanche, si on les remet dans les mêmes conditions quelques jours plus tard, cette fois-ci, l'environnement leur étant devenu familier, ils consomment de la nourriture. On peut dire en schématisant que, plus l'environnement est devenu familier, ou encore, mieux les caractéristiques de cet environnement jadis nouveau ont été apprises, plus grande est la quantité de nourriture consommée lors du test. En d'autres termes, le poids de la nourriture consommée par chaque souris, lors du test que constitue le second passage, peut être pris comme une mesure objective de la qualité de la familiarisation, donc de l'apprentissage des caractéristiques de l'environnement nouveau, lors du premier passage.

Si le premier passage dans l'environnement nouveau a eu lieu après une injection de benzodiazépine, la consommation de nourriture lors du second passage est diminuée par rapport à celle d'animaux qui n'ont pas reçu de benzodiazépine. Ce résultat est conforme à ce qu'avaient trouvé Soubrié et ses collègues. Tout se passe comme si les animaux s'étaient moins bien familiarisés avec le nouvel environnement, comme s'ils en avaient moins bien appris les caractéristiques. Si, au contraire, le premier passage a lieu après une injection d'une dose faible de bêta-CCM, la consommation des souris est nettement accrue par rapport à celle d'animaux traités à la bêta-CCM [9]. Dès lors, si l'effet des benzodiazépines peut être interprété comme amnésiant, celui de la bêta-CCM doit au contraire être interprété comme facilitateur des processus mnésiques. Comme les molécules, benzodiazépines aussi bien que bêta-CCM, ont été administrées juste avant la familiarisation à l'environnement nouveau, on peut penser que ce qui est modifié dans les processus mnésiques – perturbé par les benzodiazépines ou facilité par la bêta-CCM –, c'est l'apprentissage ou la mémoire à très court terme, bref ce qu'on peut appeler la « saisie » de l'information.

Ces résultats ont pu être confirmés dans d'autres situations d'apprentissage chez les souris. Ce sont ou bien des situations d'apprentissage dites « en un seul essai », comme la familiarisation à un environnement nouveau, où l'animal apprend lors d'une seule présentation de la tâche, ou bien des situations d'apprentissage en plusieurs essais où, pour apprendre, l'animal doit effectuer un grand nombre d'essais successifs. Ces dernières situations correspondent à de nombreuses situations de notre vie courante, où c'est la répétition d'une action qui amène sa mémorisation. Un bon modèle en est fourni, chez la souris, par l'apprentissage d'une discrimination entre une allée éclairée et une allée sombre dans un labyrinthe en forme de Y ou de T, qui a déjà été évoqué plus haut. Dans une telle situation, lors des essais successifs, l'allée éclairée change de côté de manière aléatoire. La souris doit apprendre dans cette situation changeante à choisir toujours le même type d'allée, c'est-à-dire, par exemple, toujours l'allée éclairée ou toujours l'allée sombre. On a pu montrer qu'un traitement régulier avec une benzodiazépine perturbait cet apprentissage complexe alors qu'au contraire un traitement avec des doses faibles de bêta-CCM – les mêmes doses que celles utilisées pour les tâches en un seul essai, mais ici injectées de manière répétitive – améliorait l'apprentissage[10].

Ajoutons que plusieurs de ces résultats obtenus chez la souris ont été ultérieurement confirmés par Françoise Anglade chez le rat[11] ce qui accroît encore la généralité et la validité des conclusions qu'on peut en tirer. On verra même un peu plus loin que des résultats comparables peuvent être obtenus chez des oiseaux.

Tous ces résultats ont été obtenus avec des administrations « périphériques » de benzodiazépines ou de bêta-CCM. En l'occurrence les injections se faisaient dans le péritoine. Mais je voudrais terminer cet exposé par le travail de Willy Mayo et de ses collaborateurs à Bordeaux sur une administration centrale chez le rat, c'est-à-dire une injection de doses infimes de bêta-CCM, effectuée directement dans l'encéphale [12]. Ces auteurs ont amélioré l'apprentissage de rats en injectant la bêta-CCM *directement* dans un noyau de leur encéphale, qui est l'équivalent du fameux « noyau basal de Meynert » chez l'homme, dont l'implication dans la démence d'Alzheimer a été souvent soulignée. Ce travail suscite l'espoir qu'à moyen terme des manipulations chimiques directes du noyau basal de Meynert pourraient permettre une thérapeutique originale dans la démence d'Alzheimer. Certes on en est encore loin, mais on voit bien sur cet exemple comment les recherches effectuées sur des modèles animaux peuvent amener des hypothèses originales concernant la thérapeutique humaine.

L'étrange situation de nos cousins les oiseaux

Il est toujours intéressant, en sciences, de pouvoir étendre les résultats obtenus sur les rongeurs, rats ou souris, à d'autres groupes animaux. C'est la raison pour laquelle des travaux ont été entamés sur le poussin domestique, dans cette tâche d'apprentissage si originale dont il a été déjà question plus haut : l'empreinte (voir chapitre I). Rappelons que l'empreinte est une situation où un poussin, âgé de quelques heures, apprend à reconnaître les caractéristiques du premier objet mobile qu'il rencontre pour l'adopter comme sa mère. En laboratoire, on utilise un ballon de caoutchouc mobile.

L'expérience a lieu en deux sessions. Lors d'une première session, le poussin d'une vingtaine d'heures est mis en présence du ballon qui tourne et s'y « imprègne ». Lors d'une seconde session, le lendemain, il suit le ballon comme si c'était sa mère en émettant de petits cris de satisfaction. En schématisant un peu, on peut dire que meilleure aura été l'empreinte lors de la première session, c'est-à-dire meilleur aura été, lors de cette première session, l'apprentissage des caractéristiques du « ballon-mère adoptive », meilleure sera la réponse de poursuite le lendemain, lors de la seconde session. Eh bien, d'une manière semblable à ce qui avait été observé lors des apprentissages chez les rongeurs, si la première session a eu lieu après administration de benzodiazépine, les poussins suivent moins bien le ballon le lendemain, lors de la seconde session. Si, au contraire, la première session a eu lieu après administration de bêta-CCM, les poussins suivent mieux le ballon lors de la seconde session. On retrouve donc, dans cet apprentissage très particulier qu'est l'empreinte chez le poussin, le même antagonisme d'effets entre benzodiazépines et bêta-CCM que nous avions observé chez les rongeurs[13].

Mais les ressemblances avec le poussin s'arrêtent là. Les modalités chez le poussin des autres actions de la bêta-CCM incitent en effet à une grande prudence dans les comparaisons, qui ne doivent être trop poussées avec les mammifères. Ainsi, en ce qui concerne, par exemple, les propriétés convulsivantes de la bêta-CCM, Patrice Venault a obtenu des résultats très étonnants[14] : chez le poussin, la bêta-CCM semble à la fois convulsivante et *sédative* ! En effet, dans certaines conditions expérimentales, s'ils sont soumis à l'action de fortes doses de bêta-CCM, les poussins s'assoupissent d'abord, selon une échelle d'assoupissement progressif qui peut être décrite de manière objective (voir figure 23), et, par moments, « se réveillent » pour effectuer des convulsions typiques, avant de s'assoupir à

INDICE DE SÉDATION

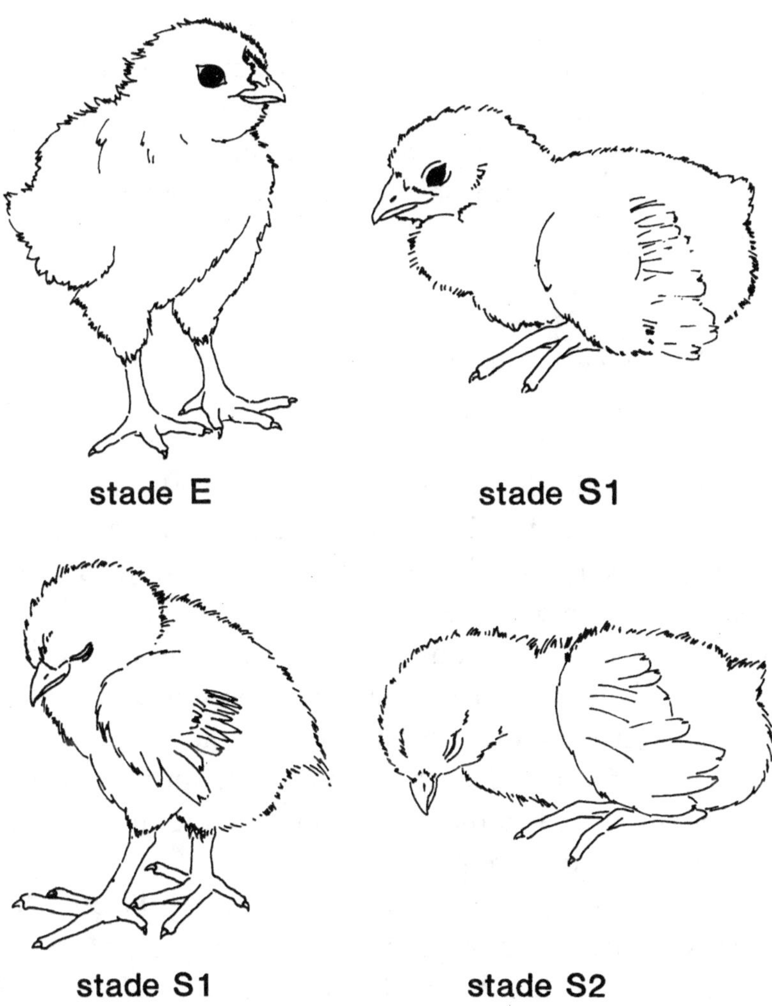

Figure 23 – Effets de la bêta-CCM chez le poussin

À partir d'un état éveillé (E), le poussin, à qui l'on a administré de la bêta-CCM, passe par des états progressifs de sédation de plus en plus profonds : S1 et S2. En S1, il ferme les yeux ou bien s'allonge. En S2, il dort complètement (d'après Venault, 1987).

nouveau. On doit en conclure que le mode d'action de la bêta-CCM chez l'oiseau est sans doute assez différent de celui qui existe chez les mammifères. Ce qui rend toute comparaison systématique avec les rongeurs difficile, mais ne diminue pas, pour autant, l'intérêt de l'empreinte comme modèle d'apprentissage particulier, où l'on peut retrouver les effets opposés des benzodiazépines et de la bêta-CCM.

Y a-t-il des molécules d'anxiété naturelles dans le cerveau ?

Les benzodiazépines comme la bêta-CCM sont, on l'a dit, des molécules fabriquées par l'homme, qui agissent, dans des sens en général opposés, sur un important site du cerveau, le récepteur des benzodiazépines. Mais leurs effets spectaculaires, dans des fonctions aussi importantes que l'anxiété ou la mémoire, conduit à se poser une question évidente : existe-t-il dans le cerveau des composés naturels qui se lieraient normalement aux sites récepteurs des benzodiazépines et moduleraient ainsi l'anxiété ou la mémoire ?

La question n'est pas encore complètement tranchée, même si plusieurs composés de ce type ont déjà été proposés par les chercheurs. Un peptide appelé DBI a été isolé en 1983 par de Costa et ses collaborateurs [15]. Il agit sur le « versant anxiogène », c'est-à-dire qu'il a une action semblable à celle de la bêta-CCM. Il semble être un assez bon candidat au rôle de « ligand endogène du site récepteur des benzodiazépines ». Mais d'autres molécules candidates ont également été proposées depuis et sont en cours d'évaluation. La question qui se pose finalement est de savoir s'il existe uniquement des composés qui, comme le DBI, agissent seulement sur le versant anxiogène ou si, comme pour les composés fabriqués par l'homme, il existe deux types de ligands endogènes, les uns anxiogènes comme la bêta-CCM, les autres anxiolytiques comme les benzodiazépines.

Pour la mémoire, cette question est également importante. Elle revient à se demander si, dans notre cerveau, la mémorisation est contrôlée essentiellement par des émotions négatives comme l'anxiété ou bien si elle obéit à un cocktail harmonieux d'émotions négatives… et positives.

Anxiété et équilibre dans l'espace

L'anxiété a de nombreuses incidences sur notre vie. Outre son action capitale sur la mémoire, qui a fait l'objet de plusieurs développements du présent ouvrage, je voudrais mentionner ici ses rapports avec la capacité que nous avons de nous positionner dans l'espace et de maintenir notre équilibre postural. Même si elle ne relève pas directement des mécanismes de la mémoire, cette capacité semble fortement liée aux aptitudes procédurales (qui occupent, on l'a vu plus haut, une large part de notre mémoire « implicite » ou « inconsciente »).

On savait, chez l'homme, que certains malades atteints de troubles de l'équilibre se plaignaient de troubles anxieux et que, inversement, certains patients traités pour des troubles anxieux souffraient de problèmes d'équilibration. Un intéressant modèle animal de ces troubles a été proposé par Ève Lepicard et ses collaborateurs[16]. Le principe a consisté à faire circuler des souris sur de longues barres en rotation (voir figure 24). On dispose, chez les souris, de lignées connues pour être « anxieuses » ou « non anxieuses ». On peut alors remarquer que des souris anxieuses sont « maladroites » sur la barre en rotation, qu'elles s'y aplatissent, dérapent fréquemment et tombent souvent, alors qu'au contraire des souris non anxieuses utilisent leur queue comme balancier et parcourent la barre en rotation en tombant très peu. Ce résultat resterait anecdotique si l'on ne pouvait montrer que ces comportements peuvent être corrigés par des molécules [17]. Si l'on administre aux souris anxieuses des molécules anxiolytiques, qui suppriment leur anxiété, elles s'avèrent capables d'utiliser leur queue comme balancier et de parcourir la barre sans tomber. Au contraire, si l'on administre de la bêta-CCM à des doses anxiogènes aux souris non anxieuses, leur équilibre est perturbé et elles tombent de la barre en rotation.

En outre, si on laisse aux souris la possibilité d'apprendre à bien parcourir la barre, c'est-à-dire si, par des essais successifs d'apprentissage, on améliore leur mémoire procédurale, les effets de l'anxiété cessent de se manifester. Ces observations suggèrent qu'un comportement comme l'équilibration est sous le contrôle à la fois de l'anxiété et de processus mnésiques procéduraux, sans que la relation précise entre ces différents mécanismes ait été clairement précisée par les expériences. Elles confortent, en même temps, l'idée que des rapports étroits doivent exister entre anxiété et processus de mémoire. Ce dont on a vu de nombreux autres exemples précédemment.

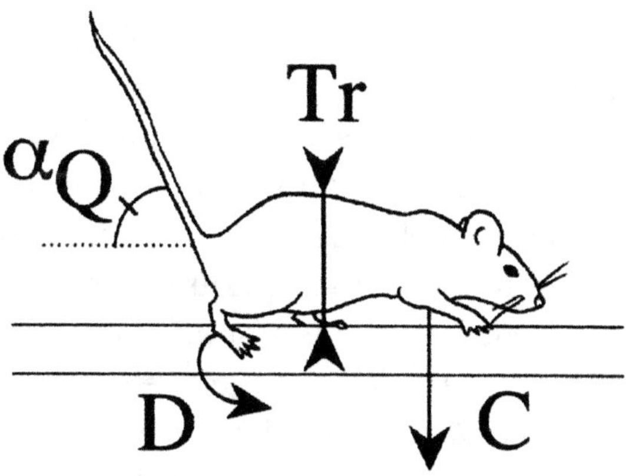

Figure 24 – Mesure de l'équilibre chez une souris

Si on fait circuler une souris non anxieuse sur une barre en rotation, elle ne tombe pas, ne dérape pas, utilise sa queue comme balancier et maintient son tronc loin de la barre. Le contraire s'observe chez une souris anxieuse qui tombe souvent, dérape sur la barre, n'utilise pas sa queue comme balancier et ne maintient pas son tronc loin de la barre. La figure montre les mesures effectuées par les chercheurs pour estimer la qualité de l'équilibre postural de l'animal : **C** nombre de chutes, **D** dérapages sur la barre en rotation, **Tr** distance du tronc et de la barre et **aQ** angle de la queue par rapport à l'horizontale (d'après Lepicard, Chapouthier et col., 2000).

Mémoire et imaginaire :
Le vécu existentiel de la mémoire

La mémoire humaine est remarquable par sa puissance. Or nous n'avons que des connaissances expérimentales indirectes des mémoires animales. De la mémoire humaine, nous avons une expérience subjective, un vécu personnel, certes différent d'un individu à l'autre, mais qui peut nous donner une idée de ce que c'est que vivre avec une grosse mémoire. L'une des fonctions essentielles d'une mémoire développée, on l'a vu à plusieurs reprises dans cet ouvrage, c'est de pouvoir simuler le réel tout en lui donnant un vécu émotionnel, une couleur affective.

En schématisant on peut dire que, en ce qui concerne, le vécu personnel, le réel dans lequel nous nous mouvons, c'est certes le monde qui nous entoure, mais transformé par l'exercice de nos sens. Le monde d'un aveugle, d'un daltonien ou d'un sourd n'est pas rigoureusement le même monde vécu que celui d'un individu à la vision ou à l'audition normales. Or la grande puissance de notre mémoire nous permet, dans une certaine mesure, de revivre, comme si nous y étions, des scènes disparues, de reconstituer des mondes éteints et de les rendre vivants, comme l'est le monde qui nous parvient aujourd'hui par nos sens. Bien sûr, ces mondes éteints n'ont pas la précision du monde réel, les images en sont plus floues, mais le contenu émotionnel est assez bien préservé : nous revoyons notre grand-père dans le jardin de notre enfance en train d'arroser ses tomates, nous remarquons sa belle barbe blanche, nous entendons le timbre de sa voix, nous savourons une tomate juteuse et bien mûre... Certes, notre cerveau nous dit que c'est là un monde éteint, mais, notre mémoire nous donne le privilège de le faire revivre. Quand nous évoquons cette réalité qui paraît banale – « Je m'en souviens comme si c'était hier » –, nous approchons, par notre mémoire, l'une des plus grandes réalisations de la vie : la capacité de simuler des univers morts pour les faire revivre.

Nous voici donc en face d'une propriété originale d'une grosse mémoire comme la mémoire humaine, celle de faire revivre des mondes passés. En retravaillant nos souvenirs, en les aidant de supports écrits par exemple, nous pouvons encore améliorer cette résurrection de périodes enfouies. C'est alors le « temps retrouvé », comme l'avait bien vu Marcel Proust. Mieux que cela, par l'exercice de nos souvenirs, nous pouvons passer du monde de notre enfance au monde de notre adolescence, puis au monde de notre âge mûr, pour revenir immédiatement au monde de notre enfance. Par la mémoire, nous pouvons vivre entre plusieurs univers. Face à l'univers extérieur qui paraît linéaire et, dans son décours temporel, unidimensionnel, nous avons la faculté de nous mouvoir, par la pensée, dans de multiples dimensions. Notre mémoire, c'est aussi la capacité, étonnante, de créer un univers qui échappe à l'échelle du temps.

Bien sûr, notre mémoire est loin d'être parfaite. Elle est en effet sujette à de nombreuses dérives que Schacter [18] appelle « les péchés de la mémoire » : blocage des mots, particulièrement, après quarante ans, des noms propres, que l'on a « sur le bout de la langue », attribution erronée d'un souvenir à un acteur ou à un lieu avec lesquels ils n'avaient pas de rapport, prise pour un souvenir d'un fait qui a été suggéré par un partenaire puissant (parent, homme politique, maître...), persistance des souvenirs plaisants ou au contraire des souvenirs déplaisants, mais marquants (liés à un fort stress), de façon générale réécriture des souvenirs en fonction des reconstructions imposées par notre personnalité et notre mode d'être individuel, voire de notre formation sociale, etc. Certains de ces « péchés de la mémoire » entrent dans la catégorie des « faux souvenirs » dont on a parlé plus haut et peuvent avoir des conséquences sociales graves, par exemple lors de témoignages devant les tribunaux [19].

Notre mémoire n'est donc pas parfaitement fidèle et les univers dans lesquels elle nous permet de nous situer sont émoussés et gauchis. Certes, cela dépend en partie de chacun de nous : meilleure est la fidélité de notre mémoire, meilleure est aussi la représentation de ces mondes anciens dans lesquels elle nous permet de nous imaginer. Mais, dans ce domaine, les capacités de la mémoire humaine restent, même chez les sujets les plus doués, somme toute, assez limitées. En ce sens, l'homme, parce qu'il a une mémoire floue du passé, ne met qu'un pied timide dans cet univers aux dimensions multiples. Génie sans doute dans l'univers physique où il se meut, l'homme reste un nain de la représentation de son passé, dont il peut cependant avoir une idée assez précise pour en jouir.

À ces dimensions nouvelles données par la mémoire, on pourrait même ajouter les dimensions de l'imaginaire et la possibilité de fabriquer, par le rêve, des univers étranges. Ici le sujet utilise, certes des éléments de sa mémoire (des types de lieux, d'êtres, des relations particulières...) mais pour les associer dans des univers neufs, jamais réalisés auparavant. Bien entendu, l'écriture peut en noter les propriétés, comme le font les romans de science-fiction ou les poésies surréalistes. Par ces activités poétiques, la pensée humaine et la mémoire qui la sous-tend sont capables de créer des êtres nouveaux et d'imaginer l'impossible. J'avais déjà beaucoup insisté, dans un ouvrage antérieur [20], sur cette remarquable spécificité de l'espèce humaine, sur le rôle de l'imagination et de l'art pour prolonger à son échelle le mouvement darwinien de l'évolution des espèces.

Nous arrivons ici au terme de notre quête.

Nous sommes partis d'une analyse expérimentale des possibilités de notre mémoire qui nous a montré que c'était une mosaïque d'aptitudes disjointes, acquises par nos ancêtres animaux au fur et à mesure de l'évolution des espèces. Nous avons donné un aperçu de quelques-uns des mécanismes nerveux, cellulaires ou chimiques qui président à l'élaboration de cette mémoire. Nous avons surtout insisté sur le fait que la mémoire humaine, quelles que soient ses performances techniques, ne pouvait être fondamentalement dissociée d'un intense vécu émotionnel. Nous sommes maintenant en train de basculer dans une méditation sur l'imaginaire et une ouverture vers le rêve, où la mémoire semble nous entraîner vers d'autres possibles.

D'autres possibles sont cependant limités par les limites mêmes, pourtant déjà très vastes, qu'a notre cerveau à traiter de l'information. D'autres possibles sont limités par le fait que notre représentation des événements passés reste floue et sommaire, et ne peut avoir l'acuité de notre perception des événements actuellement vécus. La tentation est grande alors de quitter l'univers de la science pour celui de la science-fiction. D'imaginer, qu'avec l'aide d'artefacts, matériels ou vivants, des êtres futuristes (nos descendants ?) seraient capables de se mouvoir, avec la même acuité, voire avec la même élégance, dans les souvenirs du passé ou dans les couloirs du rêve. De quitter, en quelque sorte, le réel pour le surréel, le concret pour le virtuel, comme savent le faire les écrivains et les poètes. De quitter notre habit de scientifique pour endosser celui du rêveur.

Mais c'est une autre aventure !

CONCLUSION

Quelle conclusion apporter à cette recherche sur la biologie de la mémoire ? On l'a vu, au fil de ces pages, la conclusion comporte des aspects positifs comme des aspects négatifs, des découvertes comme des lacunes.

Comme toute science en progrès, la biologie de la mémoire offre de considérables zones d'ombre, des régions où le savant est bien obligé de reconnaître qu'il ne sait rien. La principale, on l'a vu, concerne la manière dont la mémoire est stockée, archivée, ce qu'on nomme le « codage de la mémoire ». Depuis quelques dizaines d'années, on a des idées assez précises sur la manière dont est codée l'information innée, celle qui détermine beaucoup de nos caractères physiques comme la couleur de nos yeux, et probablement un certain nombre de prédispositions psychiques : on connaît le rôle de l'ADN de nos gènes, même si, particulièrement chez les animaux dits « supérieurs », le bagage génétique ne donne que les « grandes lois » de l'organisation du corps et que tout le détail, c'est l'expérience vécue qui le détermine. On parle à ce propos, parallèlement aux influences génétiques, de déterminants « épigénétiques ». On a vu que, pour la mémoire aussi, il pouvait y avoir diverses prédispositions génétiques qui ne mettent pas pour autant en cause le fait que la mémoire est fondamentalement un phénomène non génétique, qui se situe clairement du côté de l'épigénèse.

Les gènes, leurs limites et la grande inconnue du codage de la mémoire

Certes, c'est d'abord par nos gènes que nous sommes des êtres humains, et pas des chimpanzés par exemple, c'est par nos gènes que nous avons des yeux de telle couleur, voire une prédisposition à certains cancers, mais la manière dont nous avons été formés dépend essentiellement de notre environnement, de la manière dont nous avons été nourris, des infections que nous avons pu rencontrer, de notre mode de vie. Trop fumer fait davantage pour le cancer du poumon que nos prédispositions génétiques, même s'il est vrai que certains gros fumeurs n'auront jamais de cancer et que quelques rares malchanceux non fumeurs pourront développer un cancer du poumon. Parmi ces déterminants épigénétiques essentiels chez les animaux supérieurs et chez l'homme, les influences apprises – c'est-à-dire les informations acquises par la mémoire – sont évidemment essentielles. Et nous ne sommes guère renseignés sur la manière dont elles sont codées dans le cerveau.

Sur le plan du développement précoce du cerveau, Jean-Pierre Changeux, Philippe Courrège et Antoine Danchin[1] avaient proposé un intéressant modèle d'épigénèse : les synapses, c'est-à-dire les connexions entre les cellules nerveuses, seraient en surabondance dans le cerveau jeune et c'est l'usage qui amènerait au maintien des connexions utiles et à la disparition des connexions inutiles. Ces hypothèses épigénétiques rejoignent celles formulées, il y a fort longtemps, par le neurophysiologiste Donald Hebb, selon lequel ce sont bien des modifications épigénétiques des synapses qui sont responsables de l'apprentissage. Mais autant les hypothèses de Changeux et de ses collaborateurs reposent sur des données expérimentales vérifiables – il y a effectivement spécialisation de certaines connexions nerveuses avec l'âge – autant l'interprétation du codage de la mémoire en utilisant le modèle de Hebb, pour séduisante qu'elle soit, reste encore largement du domaine de la spéculation.

Les seuls arguments vraiment clairs concernant le codage de la mémoire sont, on l'a vu dans cet ouvrage, ceux qui touchent à la mémoire à très court terme, dont on peut penser qu'elle est portée par des événements bioélectriques, issus des récepteurs sensoriels et continuant à circuler un certain temps le long des voies nerveuses. Ces arguments font donc référence à une période qui *précède* la consolidation des informations et qui se situerait *en amont* des processus évoqués par Hebb. La potentialisation à long terme, dont le modèle se rapproche des thèses de Hebb puisqu'une voie nerveuse utilisée « se renforce », est sans doute un bon modèle de mémoire, au moins pour les phénomènes de base, les briques constitutives des processus de mémoire. Il paraît néanmoins vraisemblable que, même si elles reposent sur ces briques constitutives de base, les aptitudes mnésiques les plus complexes font appel à d'autres processus plus intégrés. C'est pourquoi les phénomènes complexes passent, chez les vertébrés, par un organe spécialisé qu'est le système limbique. C'est pourquoi les mémoires complexes sont fortement liées à l'émotion, un point essentiel sur lequel je reviendrai et qui n'est pas directement prévu par les thèses de Hebb ou celles qui en dérivent.

Enfin et surtout, aucune thèse actuelle ne répond vraiment au problème du code de la mémoire à long terme. On a vu l'échec relatif des thèses moléculaires qui, un peu à la manière des hypothèses du code génétique, voulaient voir dans les grosses molécules du cerveau, protéines ou acides nucléiques, les responsables de l'archivage des souvenirs. Et les hypothèses de plasticité synaptique, fondées sur la potentialisation à long terme, si elles permettent d'imaginer un archivage possible des souvenirs dans des réseaux nerveux, étiquetés ou non par des molécules, n'ont jamais apporté une démonstration expérimentale de ces suppositions.

À l'heure actuelle, il faut donc reconnaître cette grave lacune : nous ne savons pas comment sont archivés nos souvenirs, nous ne connaissons pas les secrets du code de notre mémoire.

Les connaissances acquises
sur la biologie de la mémoire

Plutôt qu'insister sur les lacunes, qui restent aussi des pistes pour la recherche scientifique à venir, insistons donc sur les aspects positifs. Que pouvons-nous considérer comme acquis sur la biologie de la mémoire ?

La première conclusion qui découle du présent ouvrage, c'est que, si l'on ignore encore les processus de codage de la mémoire, on dispose de nombreuses connaissances sur les processus de *traitement* des informations mémorisées. Au fil des chapitres, nous avons vu que des structures encéphaliques, des événements bioélectriques cellulaires, des phénomènes chimiques, avaient des relations très étroites avec la manière dont la mémoire était acquise, consolidée ou rappelée.

Pour les structures, rappelons, par exemple, le rôle de la formation réticulée dans la vigilance, qui permet l'acquisition des souvenirs, du cortex préfrontal dans l'attention ou du système limbique dans une série de fonctions qui vont de la mémorisation au rappel des souvenirs. Pour les mécanismes cellulaires ou bioélectriques, rappelons l'importance de la potentialisation à long terme évoquée plus haut ou des rythmes électriques cérébraux, comme ceux du sommeil paradoxal, qui suggèrent un lien entre le fonctionnement bioélectrique des neurones et la mémorisation. Pour les phénomènes chimiques, rappelons le rôle omniprésent de la synthèse des protéines, qui intervient à la fois lors de la consolidation des souvenirs durant la veille et lors du retraitement des souvenirs durant le sommeil paradoxal. Rappelons aussi l'influence de certains systèmes de médiateurs – acétylcholine, glutamate, noradrénaline, GABA... – dans le traitement des souvenirs, voire dans les maladies qui affectent la mémoire, et dont la plus célèbre est la démence d'Alzheimer.

Sur le plan de l'évolution des souvenirs, nous avons vu qu'il fallait opposer une mémoire « à plus court terme » ou « de travail », assez fragile, qui se consolide ensuite pour donner une mémoire à long terme, beaucoup plus stable en général. Avec cependant de remarquables « retours de fragilité », comme l'ont montré les récents travaux du laboratoire de Susan Sara : lorsqu'on se ressouvient, la mémoire repasse par une phase où elle redevient très fragile. On sait aussi qu'avec l'âge, chez le sujet normal, le passage de la mémoire à court terme à une mémoire à plus long terme devient plus difficile. On connaît enfin diverses pathologies de la mémoire, ou amnésies, dont on a parlé à plusieurs reprises dans cet ouvrage et qui peuvent être, elles aussi, liées à des structures encéphaliques, à des événements bioélectriques cellulaires ou à des phénomènes chimiques.

La seconde conclusion touche au statut particulier des mémoires les plus élevées, dont on a vu plus haut qu'elles étaient étroitement liées aux émotions. Et particulièrement aux émotions négatives, dans la mesure où l'organisme vivant doit être particulièrement attentif aux signaux d'alarme qu'il reçoit du monde extérieur. D'où l'importance de l'alerte donnée par la douleur sur le plan sensoriel (qui porte le nom technique de « nociception »). Chez les animaux plus élevés dans la hiérarchie du monde vivant, ces mécanismes d'alerte sont intégrés dans des processus émotionnels et cognitifs complexes, qui s'appellent, pour les premiers, « peur » ou « anxiété » et, pour les seconds, « mémoire ». La différence entre la peur et l'anxiété, qui reposent sur des mécanismes semblables, c'est que la première est en général relative à un danger réel, proche ou imminent, alors que la seconde est un état d'esprit général, non focalisé sur un événement proche ou supposé se produire. L'une des idées centrales de cet ouvrage, c'est que la mémoire et l'anxiété sont intimement liées, que toutes les mémoires performantes des êtres vivants sont liées à des mécanismes émotionnels.

La dernière remarque touche à la construction même de notre mémoire. Comme toutes les facultés mentales complexes, la mémoire s'est construite au fur et à mesure de l'évolution des espèces animales. La comparaison des performances de différents groupes animaux très différents de nous, nous a permis de voir émerger progressivement des mémoires de plus en plus performantes. Ce qui fait que notre mémoire, qui nous apparaît comme un tout homogène, est en fait une mosaïque très hétérogène d'aptitudes variées, apparues au cours de l'évolution de nos ancêtres animaux. Ce qui fait qu'il n'y a pas une mémoire, mais des mémoires. À cette conception éclatée, où des fonctions très différentes, tout en ayant des modes de fonctionnement très divers, agissent cependant dans un sens qui peut paraître homogène, on peut appliquer la métaphore de la « mosaïque » que j'avais développée, en ce qui concerne l'anatomie des animaux, dans un ouvrage antérieur[2].

En art, une mosaïque, c'est une œuvre où la perception globale d'une forme (d'un « tout ») ne supprime pas pour autant l'existence des parties qui la constituent et qui conservent leurs caractéristiques, leur forme, leur couleur. J'avais pu montrer que les êtres vivants peuvent être décrits comme des mosaïques à étages, où, à chaque étage (gène, cellule, organisme, société...), les propriétés de l'étage (du « tout ») laissent une très large autonomie aux propriétés des parties. L'observation des capacités de mémoire chez les animaux et l'émergence progressive de capacités plus complexes, qui viennent compléter les capacités plus frustes, conduisent à la même conclusion : les mémoires constituent une mosaïque.

Et ce caractère se retrouve, on l'a vu, dans tous les aspects fonctionnels de ces mémoires. Mosaïques anatomiques où des organes cérébraux très différents concourent à une fonction commune, mosaïques cellulaires, mosaïques chimiques, voire génétiques, nous ont accompagnés tout au long de la description et de l'analyse des processus mnésiques. Ou encore : toutes ces mosaïques partielles se résument dans une mosaïque globale qui conditionne nos capacités mnésiques.

Sans doute nous est-il difficile de concevoir que notre moi, dont notre mémoire est une composante essentielle, ainsi que les mécanismes physiologiques qui le sous-tendent, sont des ensembles complexes de parties disjointes, très différentes et partiellement autonomes. Et pourtant, malgré ces hétérogénéités nombreuses, le fonctionnement de ces ensembles, quand il est normal et harmonieux, aboutit, on le sait, à cette belle unité psychique dont nous pouvons être fiers.

NOTES

Introduction

1. Chapouthier, 2001b.
2. Luminet, 2003.
3. Voir Chapouthier, 2001b.
4. De Wever, 2005, p. 19.

Chapitre premier – *Qu'est-ce que la mémoire ?*
Un retour sur l'histoire

1. Nicolas, 2000, p. 5.
2. Nicolas, 2000, p. 11.
3. Nicolas, 2000, p. 12.
4. Nicolas, 2000, p. 13.
5. Nicolas, 2000, p. 15.
6. Nicolas, 2002.
7. Ribot, p. 1, cité par Nicolas, P XXXVII.
8. Gruest, Richer, Hars, 2004.
9. Proust, 2003.
10. Proust, 2003, p. 164.
11. Proust, 2003, p. 163.
12. Proust, 2003, p. 174.
13. Chapouthier, 1978 ; Chapouthier, 1979 ; Matras et Chapouthier, 1981.
14. Spear, 1980.

15. Botreau, El Massioui, Cheruel, Gisquet-Verrier, 2004.
16. Richelle, 1966.
17. Heinroth et Heinroth, 1924-1933.
18. Lorenz, 1965.
19. Lecanuet, Deweer, Bloch, 1974 ; Lecanuet, Alexinsky, Chapouthier, 1976.
20. Bateson, Horn, Rose, 1969.
21. Jaisson, 1993.
22. Chapouthier, 2001b.

Chapitre II – *La mémoire, une fonction vieille comme l'animal*

1. Chapouthier, 1994.
2. Chapouthier, 2004.
3. Philippe, 1998.
4. Génermont, 1997.
5. Médioni et Robert, 1969 ; Bitterman, 1965.
6. Bitterman, 1965.
7. Voir Médioni et Robert, 1969.
8. Lepley et Rice, 1952.
9. Chapouthier, Legrain, Spitz, 1968a ; Sahley, 1995.
10. Boal, 1996 ; Byrne, Zwartjes, Homayouni, Critz, Eskin, 1993 ; Collin et Alkon, 1992 ; Hawkins, Kandel, Siegelbaum, 1993 ; Zakharov, 1994.
11. Greenspan, 1995 ; Hirsch et Tomkins, 1994 ; Lehrer, 1994 ; Giurfa et Malun, 2004.
12. Bitterman, 1965.
13. Chapouthier, 2001b.
14. Chapouthier, 1994 ; 2001b.
15. Baddeley, 1992.
16. Voir Chapouthier, 1994 ; Schacter et Tulving, 1996.
17. Delacour, 2001 ; Delacour, 2002.
18. Citation de Proust dans *Le Temps retrouvé*, tome III, La Pléiade, Gallimard, p. 1044, cité par Delacour, 2002, p. 155.
19. Premack, 1999 ; Vauclair, 1996 ; Lestel, 2001) ; voir aussi la discussion de Jean-Didier Vincent dans Ferry et Vincent, 2000, pp. 175-180.
20. Voir Chapouthier, 1977.
21. Voir, pour des exemples détaillés : Alexinsky et Chapouthier, 1978 ; Chauvin, 1996 ; Vauclair, 1996 ; Lestel, 2001 ; Chapouthier, 2001b.
22. Chichery, 2002.

Chapitre III – *Mémoire et mosaïque cérébrale*

1. Bloch, 1970.
2. Delacour, 1971.
3. Durantou, Cazala, Jaffard, 1989.
4. Constitué notamment de Robert Jaffard, Claude Destrade, Bernard Soumireu-Mourat, Bernard Cardo.
5. Crusio et Schwegler, 2005.
6. Della Barba, 2000.
7. Barros, Pereira, Medina, Izquierdo, 2002 ; Barros, Ramirez, Izquierdo, 2005.
8. Lalonde, Filali, Bensoula, Monnier, Guastavino, 1996.
9. Blanchart, 2005.
10. Houdé et Tzourio-Mazoyer, 2003.
11. Changeux, 2002.
12. Houdé, 2004.

Chapitre IV – *Mémoire et mosaïque cellulaire*

1. Chapouthier et Matras, 1982.
2. Jouvet, 1992 ; Jouvet, 2000.
3. Tauc et Bruner, 1963 ; Shimahara et Tauc, 1975.
4. Kandel, 2001.
5. Robert Hawkins et Jan Bruner, F. Krasne.
6. Bloch et Laroche, 1981 ; Laroche, Falcou, Bloch, 1983 ; Bloch et Laroche, 1985.
7. Abeliovich, Chen, Goda, Silva, Stevens, Tonegawa, 1993 ; Elgersma, Fedorov, Ikonen, Choi, Elgersma, Carvalho, Giese, Silva, 2002.
8. Hennevin, Leconte, Bloch, 1974 ; Leconte et Hennevin, 1971.
9. Hars, Hennevin, Pasques, 1985 ; Hennevin, Hars, Bloch, 1989 ; Hennevin, Hars, Maho, 1995.

Chapitre V – *Mémoire et mosaïque moléculaire*

1. Chapouthier, 1971.
2. Chapouthier, 2001a.
3. Chapouthier, 1994.
4. Costa, Guidotti, Mao, 1975.
5. Morin, 1946, p. 23.
6. Monné, 1948.
7. Hyden, 1959.

8. Agranoff, Davis, Brink, 1965.
9. Flexner, Flexner, Stellar, 1963.
10. Thompson et McConnell, 1955.
11. McConnell, Jacobson, Kimble, 1959.
12. McConnell, 1962.
13. Corning et John, 1961.
14. Jacobson, Fried Horowitz, 1966.
15. Chapouthier, 1967 ; Chapouthier, Pallaud, Ungerer, 1968b ; Chapouthier et col., 1968a.
16. Chapouthier et col., 1968a.
17. Chapouthier, 1968 ; Ungar, 1970 ; Ungar et Chapouthier, 1971.
18. Voir Chapouthier, 1968.
19. Lambert et Saurat, 1967.
20. Ungar, 1963.
21. Ungar et Oceguera-Navarro, 1965.
22. Ungar, 1972.
23. Misslin, Ropartz, Ungerer, Mandel, 1978.
24. Chapouthier, 2005.
25. Ungar, 1963, pp. 351-352.
26. De Wied, 1971 ; De Wied, Witter, Greven, 1975.
27. Rossier et Chapouthier, 1982.
28. Chapouthier, 1983.
29. Ungerer, Schmitz-Bourgeois, Melan, Boulanger, Reinbolt, Amiri, De Barry, 1988.
30. Chapouthier, 1983.
31. Deutsch, 1969.
32. Marighetto, Micheau, Jaffard, 1993.
33. Chapouthier, Lecanuet, Ebel, 1982.
34. Dubois, Ruberg, Javoy-Agid, Ploska, Agid, 1983.
35. Bartus, Dean, Beer, Lippa, 1982.
36. Kety, 1970 ; Martinez, 1986 ; Chapouthier, 1989.
37. Sara, 1985.
38. Faure, Haberland, Condé, El Massioui, 2005.
39. Laroche, 1998.
40. Sara, 2000 ; Torras-Garcia, Lelong, Tronel, Sara, 2005.
41. Sara, 2000.
42. Tang, Shimizu, Dube, Rampon, Kerchner, Zhuo, Liu, Tsien, 1999 ; Tsien, 2001.
43. Venault, Chapouthier, Prado de Carvalho, Simiand, Morre, Dodd, Rossier, 1986a.

Chapitre VI – *Les aptitudes à mémoriser ou le retour des bases génétiques*

1. Bovet, Bovet-Nitti, and Oliverio, 1968 ; Bovet, Bovet-Nitti, Oliverio, 1969.
2. Ammassari-Teule et Castellano, 2004.
3. Voir Roubertoux et Carlier, 1976.
4. McGuire et Hirsch, 1977.
5. Voir Le Roy, Carlier, Roubertoux, 1999.
6. Crusio et Schwegler, 2005.
7. Matynia, Kushner, Silva, 2002.
8. Chapouthier et Martin, 1992b ; Chapouthier et Martin, 1992a.
9. Chapouthier, Bondoux, Desforges, Martin, Dodd, Launay, 1990 ; Chapouthier, Bondoux, Martin, Desforges, Launay, 1991.
10. Chapouthier, 1995 ; Clément, Proeschel, Bondoux, Girard, Launay, Chapouthier, 1997 ; Chapouthier et Venault, 2002.
11. Silva, 2003.
12. Roubertoux, 2004.
13. Jones, Errington, French, Bliss, Garel, Charnay, Bozon, Laroche, Davis, 2001.
14. Sara, 2000.
15. Bozon, Davis, Laroche, 2003.
16. Heisenberg, Borst, Wagner, Byers, 1985.
17. Vaysse, Galissie, Corbiere, 1988.
18. Strauss, Hanesch, Kinkelin, Wolf, Heisenberg, 1992 ; Bouhouche, Vaysse, Corbiere, 1993.
19. Quinn, Harris, Benzer, 1974.
20. McGuire, Le, Davis, 2001.
21. Heurteaux, Messier, Destrade, Lazdunski, 1993.
22. Roubertoux et Carlier, 1976, p. 123.
23. Roubertoux, 2004.
24. Kitahama, Valatx, Jouvet, 1981.
25. Barkats, Bertholet, Venault, Ceballos-Picot, Nicole, Phillips, Moutier, Roubertoux, Sinet, Cohen-Salmon, 1993.

Chapitre VII – *La mémoire et sa mère : l'anxiété*

1. Schacter et Tulving, 1996.
2. Schacter et Tulving, 1996, p. 43.
3. Damasio, 1995, p. 328.
4. Bergson, 1965, p. 87.
5. Chapouthier, 2001b.

6. Prado de Carvalho, Grecksch, Chapouthier, Rossier, 1983 ; Belzung, Misslin, Vogel, Dodd, Chapouthier, 1987.

7. Dorow, 1983.

8. Soubrié, Simon, Boissier, 1976.

9. Venault *et al.*, 1986a.

10. Raffalli-Sébille, Chapouthier, Venault, Dodd, 1990.

11. Anglade, Bizot, Dodd, Baudoin, and Chapouthier, 1993.

12. Mayo, Dellu, Cherkaoui, Chapouthier, Dodd, Le Moal, Simon, 1992.

13. Venault *et al.*, 1986a.

14. Venault, Prado de Carvalho, Brown, Dodd, Rossier, Chapouthier, 1986b.

15. Costa, Corda, and Guidotti, 1983.

16. Lepicard, Venault, Perez-Diaz, Joubert, Berthoz, Chapouthier, 2000 ; Lepicard, Venault, Négroni, Perez-Diaz, Joubert, Nosten-Bertrand, Berthoz, Chapouthier, 2003.

17. Lepicard et col., 2000 ; Venault, Rudrauf, Lepicard, Berthoz, Jouvent, Chapouthier, 2001.

18. Schacter, 2001.

19. Della Barba, 2000.

20. Chapouthier, 2001b.

Conclusion

1. Changeux, Courrege, Danchin, 1973.

2. Chapouthier, 2001b.

BIBLIOGRAPHIE

ABELIOVICH, A., CHEN, C., GODA, Y., SILVA, A. J., STEVENS, F. et TONEGAWA, S. (1993). « Modified hippocampal long-term potentiation in PKC gamma-mutant mice », *Cell.* 75 (7), 1253-1262.

AGRANOFF, B. W., DAVIS, R. E. et BRINK, J. J. (1965). « Memory fixation in the goldfish », *Proc. Nat. Acad. Sci. USA* 54, 788-793.

ALEXINSKY, T., et CHAPOUTHIER, G. (1978). « A new behavioral model for studying delayed response in rats », *Behav. Biol.* 24, 442-456.

AMMASSARI-TEULE, M. et CASTELLANO, C. (2004). « Strains of rodents and the pharmacology of learning and memory », *Neural Plasticity* 11 (3-4), 205-216.

ANGLADE, F., BIZOT, J. C., DODD, R. H., BAUDOIN, C. et CHAPOUTHIER, G. (1994). « Opposite effects of cholinergic agents and benzodiazepine receptor ligands in a passive avoidance learning task in rats », *Neurosci. Lett.* 182, 247-250.

BADDELEY, A. (1992). « Working memory », *Science* 255, 556-559.

BARKATS, M., BERTHOLET, J. Y., VENAULT, P., CEBALLOS-PICOT, I., NICOLE, A., PHILLIPS, J., MOUTIER, R., ROUBERTOUX, P., SINET, P. M., COHEN-SALMON, C. (1993). « Hippocampal mossy fiber changes in mice transgenic for the human copper-zinc superoxide dismutase gene », *Neurosci. Lett.* 160 (1), 24-8.

BARROS, D., PEREIRA, P., MEDINA, J. et IZQUIERDO, I. (2002). « Modulation of working memory and of long- but not short-term memory by cholinergic mechanisms in the basolateral amygdala », *Behavioural Pharmacology* 13, 163-167.

BARROS, D., RAMIREZ, R. et IZQUIERDO, I. (2005). « Modulation of working, short- and long-term memory by nicotinic receptors in the basolateral amygdala in rats », *Neurobiology of Learning and Memory* 83, 113-118.

BARTUS, R. T., DEAN, R. L. I., BEER, B. et LIPPA, A. S. (1982). « The cholinergic hypothesis of geriatric memory dysfunction », *Science* 217, 408-417.

BATESON, P. P. G., HORN, G. et ROSE, S. P. R. (1969). « The effects of an imprinting procedure on regional incorporation of tritiated lysine into protein of chick brain », *Nature* 223, 534-535.

BELZUNG, C., MISSLIN, R., VOGEL, E., DODD, R. H. et CHAPOU-THIER, G. (1987). « Anxiogenic effects of methyl-ß-carbo-line-3-carboxylate in a light/dark choice situation », *Pharmacol. Biochem. Behav.* 28, 29-33.

BERGSON, H. (1965). *Matière et Mémoire*, 72e éd., Paris, PUF.

BITTERMAN, M. E. (1965). « Phyletic differences in learning », *Amer. Psychologist* 20 (6), 396-410.

BLANCHART, J. (2005). « Des outils pour mieux voir », *Journal du CNRS* 182, 20-23.

BLOCH, V. (1970). « Facts and hypotheses concerning memory consolidation processes », *Brain Res.* 24, 561-575.

BLOCH, V. et LAROCHE, S. (1981). « Conditioning of hippocampal cells : its acceleration and long-term facilitation by post-trial reticular stimulation », *Behav. Brain Res.* 3 (1), 13-42.

BLOCH, V. et LAROCHE, S. (1985). « Enhancement of long-term potentiation in the rat dentate gyrus by post-trial stimulation of the reticular formation », *J. Physiol.* 360, 215-231.

BOAL, J. G. (1996). « A review of simultaneous visual discrimination as a method of training octopuses », *Biol. Rev. Cambridge Phil. Soc.* 71 (2), 157-190.

BOTREAU, F., EL MASSIOUI, N., CHERUEL, F. et GISQUET-VERRIER, P. (2004). « Effects of medial prefrontal cortex and dorsal striatum lesions on retrieval processes in rats », *Neuroscience* 129, 539-553.

BOUHOUCHE, A., VAYSSE, G. et CORBIÈRE, M. (1993). « Immunocytochemical and learning studies of a Drosophila melanogaster neurological mutant, no-bridgeKS49 as an approach to the possible role of the central complex, *J. Neurogenet.* 9 (2), 105-121.

BOVET, D., BOVET-NITTI, F. et OLIVERIO, A. (1968). « Memory and consolidation mechanisms in avoidance learning of inbred mice », *Brain Res.* 10 (2), 168-182.

BOVET, D., BOVET-NITTI, F. et OLIVERIO, A. (1969). « Genetic aspects of learning and memory in mice », *Science* 163 (863), 139-149.

BOZON, B., DAVIS, S. et LAROCHE, S. (2003). « A requirement for the immediate early gene zif268 in reconsolidation of recognition memory after retrieval », *Neuron.* 40, 695-701.

BYRNE, J. H., ZWARTJES, R., HOMAYOUNI, R., CRITZ, S. D. et ESKIN, A. (1993). « Roles of second messenger pathways in neuronal plasticity and in learning and memory. Insights gained from Aplysia », *Adv. Second Messenger Phosphoprot. Res.* 27, 47-108.

CHANGEUX, J.-P., COURRÈGE, P. et DANCHIN, A. (1973). « A theory of the epigenesis of neuronal networks by selective stabilization of synapses », *Proc. Nat. Acad. Sci. USA* 70 (10), 2974-2978.

CHANGEUX, J.-P. (2002). *L'Homme de vérité*, Paris, Odile Jacob.

CHAPOUTHIER, G. (1967). « Taux de réponse à la lumière en relation avec le cannibalisme chez la planaire *Dugesia lugubris* », *C.R. Acad. Sci. (Paris) D* 265, 2047-2050.

CHAPOUTHIER, G. (1968). « Le transfert des molécules de mémoire chez les vertébrés », *Année biologique* 7 (5-6), 275-285.

CHAPOUTHIER, G. (1971). « Réflexion sur l'objet de la psychophysiologie », *La Recherche* 2 (13), 558-559.

CHAPOUTHIER, G. (1977). « L'homme entre la nature et l'artifice : une lecture de Frank Tinland », *Rev. Questions scientifiques* 148 (4), 457-464.

CHAPOUTHIER, G. (1978). « L'ordinateur et le vivant », *Cahiers rationalistes* 341, 200-212.

CHAPOUTHIER, G. (1979). « L'ordinateur et le vivant. II. Propriétés communes et caractères spécifiques », *Cahiers rationalistes* 347, 113-130.

CHAPOUTHIER, G. (1983). « Protein synthesis and memory », *in* J. A. DEUTSCH (éd.), *Physiological Basis of Memory*, New York, Academic Press, chapitre I, p. 1-47.

CHAPOUTHIER, G. (1989). « À la recherche d'une biochimie de la mémoire », *in Mémoire et vieillissement : approche méthodologique*, Paris, Doin, p. 7-9.

CHAPOUTHIER, G. (1994). *La biologie de la mémoire*, Paris, PUF.

CHAPOUTHIER, G. (1995). « Épilepsie, anxiété et apprentisage », *Pour la science* 208, 42-48.

CHAPOUTHIER, G. (2001a). « L'aventure de la biochimie de la mémoire », *Cahiers Alfred Binet* 667, 69-78.

CHAPOUTHIER, G. (2001b). *L'homme, ce singe en mosaïque*, Paris, Odile Jacob.

CHAPOUTHIER, G. (2004). *Qu'est-ce que l'animal ?* Paris, Le Pommier.

CHAPOUTHIER, G. (2005). « Histoire de la neurochimie des processus mnésiques des origines à nos jours », *in Histoires de la mémoire* (sous la direction de Jean-Claude Dupont), Paris, Vuibert, p. 243-254.

CHAPOUTHIER, G., BONDOUX, D., DESFORGES, C., MARTIN, B., DODD, R. H. et LAUNAY, J. M. (1990). « Genetic differences in sensitivity to ß-carboline ß-CCM : first evidence for the involvement of the benzodiazepine receptor », *Behav. Genet.* 20, 709.

CHAPOUTHIER, G., BONDOUX, D., MARTIN, B., DESFORGES, C. et LAUNAY, J. M. (1991). « Genetic difference in sensitivity to ß-carboline : evidence for the involvement of brain benzodiazepine receptors », *Brain Res.* 553, 342-346.

CHAPOUTHIER, G., LECANUET, J.-P. et EBEL, A. (1982). « Brain cholinergic mechanisms during imprinting in chicks », *Behav. Brain Res.* 5, 95-96.

CHAPOUTHIER, G., LEGRAIN, D. et SPITZ, S. (1968a). « La planaire en tant qu'animal de laboratoire dans les recherches psychophysiologiques », *Exp. Anim.* 1 (4), 169-280.

CHAPOUTHIER, G. et MARTIN, B. (1992a). « ß-carbolines : from genetics towards memory », *Eur. Bull. Cognit. Psychol.* 12, 575-584.

CHAPOUTHIER, G. et MARTIN, B. (1992b). « ß-carbolines : from memory towards genetics », *Eur. Bull. Cognit. Psychol.* 12, 423-458.

CHAPOUTHIER, G. et MATRAS, J.-J. (1982). *Introduction au fonctionnement du système nerveux*, Paris, Medsi.

CHAPOUTHIER, G., PALLAUD, B. et UNGERER, A. (1968b). « Relations entre deux réactions des planaires face à une discrimination droite-gauche », *C.R. Acad. Sci. (Paris) D* 266, 905-907.

CHAPOUTHIER, G. et VENAULT, P. (2002). « Anxiété et mémoire : les arguments de la psychopharmacologie », *in Emotions and Cognitions* (sous la direction de A. Channouf et G. Rouan), Bruxelles, De Boeck.

CHAUVIN, B. et R. (1996). *Le monde des oiseaux*, Paris, Éditions du Rocher.

CHICHERY, R. (2002). « Système nerveux, comportements, apprentissage et nociception chez les céphalopodes », *Sci. Tech. Anim. Lab.* XXVII, 32-36.

CLÉMENT, Y., PROESCHEL, M. F., BONDOUX, D., GIRARD, F., LAUNAY, J. M. et CHAPOUTHIER, G. (1997). « Genetic factors regulate processes related to anxiety in mice », *Brain Res.* 752, 127-135.

COLLIN, C. et ALKON, D. L. (1992). « Neural correlates of memory storage. The role of ion channels », *Ion Channels* 3, 159-175.

CORNING, W. C. et JOHN, E. R. (1961). « Effect of ribonuclease on retention of conditioned response in regenerated planarians », *Science* 134, 1363-1365.

COSTA, E., CORDA, M. G. et GUIDOTTI, A. (1983). « On a brain polypeptide functioning as a putative effector for the recognition sites of benzodiazepine and ß-carboline derivatives », *Neuropharmacol.* 22, 1481-1492.

COSTA, E., GUIDOTTI, A. et MAO, C. C. (1975). « Evidence for involvement of GABA in the action of benzodiazepines : study on rat cerebellum », *in* E. COSTA et P. GREENGARD (eds), *Mechanism of Action of Benzodiazepines*, New York, Raven Press, p. 113-130.

CRUSIO, W. et SCHWEGLER, H. (2005). « Learning spatial orientation tasks in the radial-maze and structural variation in the hippocampus in inbred mice », *Behavioral and Brain Functions* 1 : 3 (on line, doi : 10.1186/1744-9081-1-3).

DAMASIO, A. R. (1995). *L'erreur de Descartes : la raison des émotions*, Paris, Odile Jacob.

DE WEVER, P. (2005). « Temps de la terre, temps des hommes », *CAES-Magazine* 74, 18-21.

DE WIED, D. (1971). « Long term effect of vasopressin on the maintenance of a conditioned avoidance response in rats », *Nature* 232, 58-60.

DE WIED, D., Witter, A. et GREVEN, H. M. (1975). « Behaviourally active ACRH analogues », *Biochem. Pharmacol.* 24, 1463-1468.

DELACOUR, J. (1971). « Effects of medial thalamic lesions in the rat. A review and an interpretation », *Neuropsychologia* 9 (2), 157-174.

DELACOUR, J. (2001). « Proust's contribution to the psychology of memory », *Theory and Psychology* 11 (2), 255-271.

DELACOUR, J. (2002). « Mémoire déclarative, métamémoire et esthétique chez Proust », *Carrefour* 24 (1), 135-164.

DELLA BARBA, G. (2000). *Memory, Consciousness and Temporality*, New York, Kluwer Academic Press.

DEUTSCH, J. A. (1969). « The physiological basis of memory », *Ann. Rev. Psychol.* 20, 85-104.

DOROW, R., HOROWSKI R., PASCHELKE G., AMIN M., BRAESTRUP, C. (1983). « Severe anxiety induced by FG 7142, a ß-carboline ligand for benzodiazepine receptors », *Lancet* 9, 98-99.

DUBOIS, B., RUBERG, M., JAVOY-AGID, F., PLOSKA, A. et AGID, Y. (1983). « A subcortico-cortical cholinergic system is affected in Parkinson's disease », *Brain Res.* 288, 213-218.

DURANTOU, F., CAZALA, P. et JAFFARD, R. (1989). « Intertrial interval dependent effect of lateral hypothalamic stimulation on spontaneous alternation behavior in a T-maze », *Physiol. Behav.* 46 (2), 253-258.

ELGERSMA, Y., FEDOROV, N., IKONEN, S., CHOI, S., ELGERSMA, M., CARVALHO, O., GIESE, K. et SILVA, A. (2002). « Inhibitory autophosphorylation of CaMKII controls PSD association, plasticity, and learning », *Neuron* 36 (3), 493-505.

FAURE, A., HABERLAND, U., CONDÉ, F. et EL MASSIOUI, N. (2005). « Lesion of the nigro-striatal dopamine system disrupts stimulus-response habit formation », *J. Neurosci.* 25 (11), 2771-2780.

FERRY, L. et VINCENT, J. D. (2000). *Qu'est-ce que l'homme ? Sur les fondamentaux de la biologie et de la philosophie*, Paris, Odile Jacob.

FLEXNER, J. B., FLEXNER, L. B. et STELLAR, E. (1963). « Memory in mice as affected by intracerebral puromycin », *Science* 141, 57-59.

GÉNERMONT, J. (1997). « Sur la notion de règne en général et sur celle de règne animal en particulier », *Bull. Soc. Zool.* 122 (4), 331-340.

GIURFA, M. et MALUN, D. (2004). « Associative mechanosensory conditioning of the proboscis extension reflex in honeybees », *Learn Mem.* 11 (3), 294-302.

GREENSPAN, R. J. (1995). « Flies, genes, learning and memory », *Neuron* 15 (4), 747-750.

GRUEST, N., RICHER, P. et HARS, B. (2004). « Memory consolidation and reconsolidation in the rat pup require protein synthesis », *J. Neurosci.* 24 (46), 10488-10492.

HARS, B., HENNEVIN, E. et PASQUES, P. (1985). « Improvement of learning by cueing during post-learning paradoxical sleep », *Behav. Brain Res.* 18, 241-250.

HAWKINS, R. D., KANDEL, E. R. et SIEGELBAUM, S. A. (1993). « Learning to modulate transmitter release : themes and variations in synaptic plasticity », *Ann. Rev. Neurosci.* 16, 625-665.

HEINROTH, O. et HEINROTH, M. (1924-1933). *Die Vögel Mitteleuropas*, Berlin, Lichterfelde.

HEISENBERG, M., BORST, A., WAGNER, S. et BYERS, D. (1985). « Drosophila mushroom body mutants are deficient in olfactory learning », *J. Neurogenet.* 2 (1), 1-30.

HENNEVIN, E., HARS, B. et BLOCH, V. (1989). « Improvement of learning by mesencephalic reticular stimulation during post-learning paradoxical sleep », *Behav. Neural. Biol.* 51, 291-306.

HENNEVIN, E., HARS, B. et MAHO, C. (1995). « Memory processing in paradoxical sleep », *Sleep Research Bull.* 1, 44-50.

HENNEVIN, E., LECONTE, P. et BLOCH, V. (1974). « Augmentation du sommeil paradoxal provoquée par l'acquisition, l'extinction et la réacquisition d'un apprentissage à renforcement positif », *Brain Res.* 70, 43-54.

HEURTEAUX, C., MESSIER, C., DESTRADE, C. et LAZDUNSKI, M. (1993). « Memory processing and apamin induce immediate early gene expression in mouse brain », *Mol. Brain Res.* 18, 17-22.

HIRSCH, H. V. et TOMPKINS, L. (1994). « The flexible fly : experience-dependent development of complex behaviors in Drosophila melanogaster », *J. Exp. Biol.* 195, 1-18.

HOUDÉ, O. (2004). *La psychologie de l'enfant*, Paris, PUF.

HOUDÉ, O. et TZOURIO-MAZOYER, N. (2003). « Neural foundations of logical and mathematical cognition », *Nature Reviews Neuroscience* 4, 507-514.

HYDEN, H. (1959). « Biochemical changes in glial cells and nerve cells at varying activities », *in Biochemistry of the Central Nervous System*, Oxford, Pergamon Press, vol. 3, p. 64-89.

JACOBSON, A. L., FRIED, C., HOROWITZ, S. D. (1966). « Planarians and memory », *Nature* 209, 599-601.

JAISSON, P. (1993). *La fourmi et le sociobiologiste*, Paris, Odile Jacob.

JONES, M. W., ERRINGTON, M. L., FRENCH, P. J., FINE, A., BLISS, T. V. P., GAREL, S., CHARNAY, P., BOZON, B., LAROCHE, S. et DAVIS, S. (2001). « A requirement for the immediate early gene Zif268 in the expression of late LTP and the consolidation of long-term memories », *Nature Neuroscience* 4, 289-296.

JOUVET, M. (1992). *Le sommeil et le rêve*, Paris, Odile Jacob.

JOUVET, M. (2000). *Pourquoi rêvons-nous, pourquoi dormons-nous*, Paris, Odile Jacob.

KANDEL, E. (2001). « The molecular biology of memory storage : a dialogue between genes and synapses », *Science* 294 (5544), 1030-1038.

KETY, S. S. (1970). « The biogenic amines in the central nerveux system : their possible roles in arousal, emotion and learning », *in* F. O. SCHMITT (ed.), *The Neurosciences*, New York, Rockefeller University, p. 324-336.

KITAHAMA, K., VALATX, J. et JOUVET, M. (1981). « Paradoxical sleep deprivation and performance of an active avoidance task : impairment of c57BR mice and no effect in c57BL/6 mice », *Physiol. Behav.* 27, 41-50.

LALONDE, R., FILALI, M., BENSOULA, A., MONNIER, C. et GUASTAVINO, J. (1996). « Spatial learning in a Z-maze by cerebellar mutant mice », *Physiol. Behav.* 59 (1), 83-86.

LAMBERT, R. et SAURAT, M. (1967). « RNA et transfert d'apprentissage : une réplique d'expérience », *Bulletin CERP* 16, 435-438.

LAROCHE, S. (1998). « Les mécanismes de la mémoire », *Pour la science* 254, 94-101.

LAROCHE, S., FALCOU, R. et BLOCH, V. (1983). « Post-trial reticular facilitation of associative changes in multiunit activity ; comparison between dentate gyrus and entorhinal cortex », *Behav. Brain Res.* 9 (3), 381-387.

LE ROY, I., CARLIER, M. et ROUBERTOUX, P. (1999). « L'information génétique : nature, expression, transmission », *in* G. AMY et J. PELLET (éds), *Introduction biologique à la psychologie*, p. 87-144. Paris, Bréal.

LECANUET, J., DEWEER, B. et BLOCH, V. (1974). « Effect of postexposure anaesthesia on the retention of imprinting », *Behav. Biol.* 12, 365-372.

LECANUET, J. P., ALEXINSKY, T. et CHAPOUTHIER, G. (1976). « The following response in chicks : conditions for the resistance of consolidation to a disruptive agent », *Behav. Biol.* 16, 291-304.

LECONTE, P. et HENNEVIN, E. (1971). « Augmention de la durée de sommeil paradoxal consécutive à un apprentissage chez le rat », *C.R. Acad. Sci. Paris (D)* 273, 86-88.

LEHRER, M. (1994). « Spatial vision in honeybees : the use of different cues in different tasks », *Vision Res.* 34 (18), 2363-2385.

LEPICARD, E., VENAULT, P., NÉGRONI, J., PEREZ-DIAZ, F., JOUBERT, C., NOSTEN-BERTRAND, M., BERTHOZ, A. et CHAPOUTHIER, G. (2003). « Posture and balance responses to a sensory challenge are related to anxiety in mice », *Psychiat. Res.* 118 (3), 273-284.

LEPICARD, E. M., VENAULT, P., PEREZ-DIAZ, F., JOUBERT, C., BERTHOZ, A. et CHAPOUTHIER, G. (2000). « Balance control and posture differences in the anxious BALB/cByJ mice compared to the non anxious C57BL/6J mice », *Behav. Brain Res.* 117 (1-2), 185-195.

LEPLEY, W. et RICE, G. E. (1952). « Behavior variability in Paramecia as a function of guided act sequences », *J. Comp. Physiol. Psychol.* 45, 283-286.

LESTEL, D. (2001). *Les origines animales de la culture*, Paris, Flammarion.

LORENZ, K. (1965). *Evolution and modification of behaviour*, Chicago, University Press.

LUMINET, J. (2003). « La mort des étoiles », *Études sur la mort* 124, 9-20.

MARIGHETTO, A., MICHEAU, J. et JAFFARD, R. (1993). « Relationships between testing-induced alterations of hippocampal cholinergic activity and memory performance on two spatial tasks in mice », *Behav. Brain Res.* 56, 133-144.

MARTINEZ, J. L. J. (1986). « Memory : drugs and hormones », *in* J. L. J. MARTINEZ et R. P. KESNER (eds), *Learning and memory, a biological view*, New York, Academic Press, p. 127-163.

MATRAS, J.-J. et CHAPOUTHIER, G. (1981). *L'inné et l'acquis des structures biologiques*, Paris, PUF.

MATYNIA, A., KUSHNER, S. et SILVA, A. (2002). « Genetic approaches to molecular and cellular cognition. A Focus on LTP and Learning and Memory », *Annual Review of Genetics* 36, 687-720.

MAYO, W., DELLU, F., CHERKAOUI, J., CHAPOUTHIER, G., DODD, R. H., LE MOAL, M. et SIMON, H. (1992). « Cognitive enhancing properties of ß-CCM infused into the nucleus basalis magnocellularis of the rat », *Brain Res.* 589, 109-114.

McCONNELL, J. V. (1962). « Memory transfer through cannibalism in planarians », *J. Neuropsychiat.* 3 (suppl. 1), 42-48.

McCONNELL, J. V., JACOBSON, A. L. et KIMBLE, D. P. (1959). « The effects of regeneration upon retention of a conditioned response in the planarian », *J. Comp. Physiol. Psychol.* 52, 1-5.

McGUIRE, S., LE, P. et DAVIS, R. (2001). « The role of drosophila mushroom body signaling in olfactory memory », *Science* 293, 1330-1333.

McGUIRE, T. R. et HIRSCH, J. (1977). « Behavior-genetic analysis of Phormia regina : conditioning, reliable individual differences, and selection », *Proc. Nat. Acad. Sci. USA* 74, 5193-5197.

MÉDIONI, J. et ROBERT, M. C. (1969). « L'apprentissage chez les invertébrés, I – Données psychologiques », *Année psychologique* 69 (1), 161-268.

MISSLIN, R., ROPARTZ, P., UNGERER, A., MANDEL, P. (1978). « Non-reproducibility of the behavioral effects induced by scotophobin », *Behav. Proc.* 3, 45-56.

MONNÉ, L. (1948). « Functioning of the cytoplasm », *Adv. Enzym. relat. Subj. Biochem.* 8, 1-69.

MORIN, G. (1946). *Quelques considérations sur les rêves au cours du travail digestif*, Marseille, thèse de médecine.

NICOLAS, S. (2000). *La mémoire humaine, une perspective fonctionnaliste*, Paris, L'Harmattan.

NICOLAS, S. (2002). *La mémoire et ses maladies selon Théodule Ribot (1881)*, Paris, L'Harmattan.

PHILIPPE, H. (1998). « Intérêt et limites des phylogénies moléculaires », *in* H. LE GUYADER (éd.), *L'évolution*, Paris, Belin, p. 112-116.

PRADO DE CARVALHO, L., GRECKSCH, G., CHAPOUTHIER, G. et ROSSIER, J. (1983). « Anxiogenic and non-anxiogenic benzodiazepine antagonists », *Nature* 301, 64-66.

PREMACK, D. (1999). *Le cerveau et la pensée*, Paris, Éditions Sciences humaines.

PROUST, J. (2003). *Les animaux pensent-ils ?* Paris, Bayard.

QUINN, W., HARRIS, W. et BENZER, S. (1974). « Conditioned behavior in Drosophila melanogaster », *Proc. Nat. Acad. Sci. USA* 71 (3), 708-712.

RAFFALLI-SÉBILLE, M.-J., CHAPOUTHIER, G., VENAULT, P. et DODD, R. H. (1990). « Methyl ß-carboline-3-carboxylate enhances performance in a multiple-trial learning task in mice. Pharmacol », *Biochem. Behav.* 35, 281-284.

RICHELLE, M. (1966). *Le conditionnement opérant*, Neuchâtel, Delachaux et Niestlé.

ROSSIER, J. et CHAPOUTHIER, G. (1982). « Les opiums du cerveau : enképhalines et endorphines », *La Recherche* 138, 1296-1306.

ROUBERTOUX, P. (2004). *Existe-t-il des gènes de comportements ?* Paris, Odile Jacob.

ROUBERTOUX, P. et CARLIER, M. (1976). *Génétique et Comportement*, Paris, Masson.

SAHLEY, C. L. (1995). « What we have learned from the study of learning in the leech », *J. Neurobiol.* 27 (3), 434-445.

SARA, S. J. (2000). « Retrieval and reconsolidation : toward a neurobiology of remembering », *Learn Mem.* 7 (2), 73-84.

SARA, S. J. (1985). « The locus coeruleus and cognitive function : attempts to relate noradrenergic enhancement of signal/noise in the brain to behavior », *Physiol. Psychol.* 13, 151-162.

SCHACTER, D. (2001). *The Seven Sins of Memory : How the Mind Forgets and Remembers*, Great Britain, Houghton Mifflin Publisher.

SCHACTER, D. L. et TULVING, E. (éds) (1996). *Systèmes de mémoire chez l'animal et chez l'homme*, Marseille, Solal.

SHIMAHARA, T. et TAUC, L. (1975). « Heterosynaptic facilitation in the giant cell of Aplysia », *J. Physiol.* 247 (2), 321-341.

SILVA, A. (2003). « Molecular and cellular cognitive studies of the role of synaptic plasticity in memory », *J. Neurobiol.* 54 (1), 224-237.

SOUBRIÉ, P., SIMON, P. et BOISSIER, J. R. (1976). « Amnésie induite chez le rat par les benzodiazépines lors d'une situation ne faisant pas intervenir de composante nociceptive », *C.R. Acad. Sci. Paris (D)* 283, 203-205.

SPEAR, N. (1980). *L'évolution des souvenirs : oubli et mémoire*, Paris, Medsi.

STRAUSS, R., HANESCH, U., KINKELIN, M., WOLF, R. et HEISENBERG, M. (1992). « No-bridge of Drosophila melanogaster : portrait of a structural brain mutant of the central complex », *J. Neurogenet.* 8 (3), 125-155.

TANG, Y., SHIMIZU, E., DUBE, G., RAMPON, C., KERCHNER, G., ZHUO, M., LIU, G. et TSIEN, J. (1999). « Genetic enhancement of learning and memory in mice », *Nature* 401 (6748), 63-69.

TAUC, L. et BRUNER, J. (1963). « Desensitization » of cholinergic receptors by acetylcholine in molluscan central neurones », *Nature* 198, 33-34.

THOMPSON, R. et McCONNELL, J. V. (1955). « Classical conditioning in the planaria Dugesia dorotocephala », *J. Comp. Physiol. Psychol.* 48, 65-68.

TORRAS-GARCIA, M., LELONG, J., TRONEL, S. et SARA, S. J. (2005). « Reconsolidation after remembering an odor-reward association requires NMDA receptors », *Learn Mem.* 12 (1), 18-22.

TSIEN, J. (2001). « Une souris intelligente », *Pour la science hors-série, Le jardin de la pensée* 48-51.

UNGAR, G. (1963). *Excitation*, Springfield (USA), Charles C. Thomas.

UNGAR, G. (éd.) (1970). *Molecular Mechanisms in Memory and Learning*, New York and London, Plenum Press.

UNGAR, G., DESIDERIO, D. M., PARR, W. (1972). « Isolation, identification and synthesis of a specific-behavior-inducing brain peptide », *Nature* 238, 198-202.

UNGAR, G. et CHAPOUTHIER, G. (1971). « Mécanismes moléculaires de l'utilisation de l'information par le cerveau », *Année psychologique* 1, 153-183.

UNGAR, G. et OCEGUERA-NAVARRO, C. (1965). « Tranfer of habituation by material extracted from brain », *Nature* 207, 301-302.

UNGERER, A., SCHMITZ-BOURGEOIS, M., MELAN, C., BOULANGER, Y., REINBOLT, J., AMIRI, I. et DE BARRY, J. (1988). « Gamma-L-glutamyl-L-aspartate induces specific deficits in long-term memory and inhibits (3H) glutamate binding on hippocampal membranes », *Brain Res.* 446, 205-211.

VAUCLAIR, J. (1996). *La cognition animale*, Paris, PUF.

VAYSSE, G., GALISSIE, M. et CORBIÈRE, M. (1988). « Induced variation of serotonin in Drosophila melanogaster and its relation to learning performance », *J. Comp. Psychol.* 102 (3), 225-229.

VENAULT, P. (1987). *Effets comportementaux de trois ligands du complexe récepteur GABA-benzodiazépines*, Orsay, thèse de doctorat de sciences de l'université Paris-XI.

VENAULT, P., CHAPOUTHIER, G., PRADO DE CARVALHO, L., SIMIAND, J., MORRE, M., DODD, R. H. et ROSSIER, J. (1986a). « Benzodiazepine impairs and ß-carboline enhances performance in learning and memory tasks », *Nature* 321, 864-866.

VENAULT, P., PRADO DE CARVALHO, L., BROWN, C. L., DODD, R. H., ROSSIER, J. et CHAPOUTHIER, G. (1986b). « The benzodiazepine receptor ligand methyl ß-carboline-3-carboxylate is both sedative and proconvulsant in chicks », *Life Sci.* 39, 1093-1100.

VENAULT, P., RUDRAUF, D., LEPICARD, E., BERTHOZ, A., JOUVENT, R. et CHAPOUTHIER, G. (2001). « Balance control and posture in anxious mice improved by SSRI treatment », *NeuroReport* 12 (14), 3091-3094.

ZAKHAROV, I. S. (1994). « Avoidance behavior in the snail », *Neurosci. Behav. Physiol.* 24 (1), 63-69.

INDEX DES PRINCIPAUX NOMS PROPRES

INDEX THÉMATIQUE

DU MÊME AUTEUR

G. Chapouthier, M. Kreutzer, C. Menini, *Psychophysiologie – Le système nerveux et le comportement*, Paris, Éditions Études vivantes, 1980, 192 pages (épuisé).

J.-J. Matras, G. Chapouthier, *L'inné et l'acquis des structures biologiques*, Paris, PUF éditeur, collection « Le Biologiste », 1981, 243 pages (épuisé).

G. Chapouthier, J.-J. Matras, *Introduction au fonctionnement du système nerveux (codage et traitement de l'information)*, Paris, Éditions MEDSI, 1982, 224 pages (épuisé).

G. Chapouthier, *Mémoire et Cerveau – Biologie de l'apprentissage*, Monaco, Éditions du Rocher, collection « Science et Découvertes », 1988, 126 pages (épuisé).

G. Chapouthier, *Au bon vouloir de l'homme, l'animal*, Paris, Éditions Denoël, 1990, 260 pages.

G. Chapouthier, *Les droits de l'animal*, Paris, PUF, collection « Que sais-je ? », 1992, 125 pages (épuisé).

G. Chapouthier, *La Biologie de la mémoire*, Paris, PUF, collection « Que sais-je ? », 1994, 125 pages (épuisé).

G. Chapouthier, J.-C. Nouët (sous la direction de), *Les droits de l'animal aujourd'hui*, Paris, Éditions Arléa-Corlet (Diffusion Le Seuil) et Ligue française des droits de l'animal, collection « Panoramiques », 1997, 244 pages.

G. Chapouthier, J.-C. Nouët (editors), *The universal declaration of animal rights, comments and intentions*, Paris, Éditions Ligue française des droits de l'animal, 1998, 96 pages.

G. Chapouthier, *L'homme, ce singe en mosaïque*, Préface de Patrick Blandin, Paris, Éditions Odile Jacob, 2001, 211 pages.

G. Chapouthier, *Qu'est-ce que l'animal ?*, Paris, Éditions le Pommier, collection « Les petites pommes du savoir », 2004, 55 pages.

G. Chapouthier (sous la direction de), *L'animal humain – Traits et spécificités*, Paris, Éditions L'Harmattan, collection « Le mouvement des savoirs », 2004, 116 pages.

Imprimé par Lightning Source France
1 avenue Gutenberg
78310 Maurepas

N° d'édition : 7381-1775-Y